# Resistencia vs Cardio

## Rompe el mito para adelgazar

Por

Berenice Suárez

Editora

Floribel Merced

# Tabla de Contenido

Introducción

    ¿Para quién puede ser este libro?

    ¿Quién soy?

    Lo primero que debes saber

    ¿Qué vas a lograr con este libro?

9 Mitos de la industria de control de peso

    1. Contar calorías

    2. Elimina todas las grasas y bajas peso

    3. Cero carbohidrato

    4. Todo es proteína

    5. Las batidas – El mejor alimento constante

    6. Las dietas del momento

    7. Comer de todo mientras se haga ejercicio

    8. Mucho ejercicio abdominal te baja la barriga

    9. Las pesas son para hombres

Beneficios ocultos del ejercicio

Los ejercicios cardio

    Beneficios del cardio

    ¿Qué es el ejercicio cardio?

    Fases del cardio

    Tipos de cardio

    ¿Para quién es el cardio?

Lo que no se dice del cardio

Beneficios del ejercicio de resistencia

¿Qué son los ejercicios de resistencia?

Fases del ejercicio de resistencia

Modalidades de ejercicios de resistencia

Tipos de ejercicios de resistencia

¿Para quién es el ejercicio de resistencia?

Lo que no quieren que sepas del ejercicio de resistencia

Cardio o Resistencia. ¿Cuál es mejor para adelgazar?

Nutrición - El ingrediente principal

1. Macronutrientes – la esencia de tu alimentación

2. Micronutrientes - los pequeños gigantes

3. Agua – tu salvavidas

El ABC de la nutrición

Entrenando tu mente

Los 4 pilares:

En conclusión, ¿Cuáles son tus opciones?

Otros libros

¿Me puedes ayudar?

Referencias

# Introducción

Tal vez eres la persona que visitas los gimnasios con frecuencia buscando las clases que más te hagan sudar y brincar, o a lo mejor eres parte de algún grupo que se reúne a ejercitarse en un parque a realizar ejercicios como locos desenfrenados, o incluso puede que seas de los que hacen "jogging" pero vas más rojo que un tomate y apunto de un asfixie.

También puede que seas de las personas que compran o bajan por la Internet vídeos con ejercicios que te quieren sacar el corazón por la boca. Te has preguntado, *¿por qué llevas tu cuerpo a ese nivel?*

Otro tipo de persona que puedes ser es el que no le gusta hacer ejercicios, pero si necesita entrar en algún programa para bajar esas pulgadas de grasa abdominal que no te sientan bien. Sin embargo, aunque te inscribes en gimnasios, te atas a programas de control de peso con mucha pasión, sueles dejarlo a la mitad y terminas perdiendo el dinero.

Te has cuestionado, *¿por qué te inscribes y lo dejas a la mitad? ¿Por qué te cuesta tanto tener resultados?* Te preguntas: *¿Vale la pena este sacrificio?*

Gracias a la cantidad de mentiras que vemos tanto en los programas de pérdida de peso, como los falsos *"gurús"* que todo lo saben, o incluso en las revistas de bienestar manejadas por compañías de suplementos y comidas vacías, créeme... *es difícil ponerse en forma.*

Una pregunta sencilla para ponerte a pensar. Si hay tantos programas buenísimos para el control de peso, de todos los colores y tamaños... ¿Cómo te puedes explicar que la obesidad sigue siendo uno de los factores principales de las condiciones de salud como es el colesterol alto, la diabetes y las condiciones cardíacas?

Nunca en la historia se había visto niños con diabetes y colesterol alto. Las condiciones de salud no son por falta de información ya que con un dedo marcas en el teclado y puedes tener acceso lo que desees investigar. Entonces, ¿cuál es el problema? ¿Si hay más alternativas, por qué se nos hace más difícil bajar esas libras de grasa o tener el estado físico que anhelamos?

## SE LLAMA MARKETING!

Y hay toda una industria de control de peso detrás. ¡Suena incongruente pero es la verdad!

Si alguna vez te has sentido perdido en el mar de información y en los extensos consejos contradictorios que hay por cada esquina, entonces necesitas leer este libro.

Dime si te relacionas con uno de estos pensamientos:

- Quieres bajar la grasa abdominal.
- Quieres tonificar tu cuerpo pero no encuentras por dónde empezar.
- Estás pensando ser parte de alguna clase de zumba, aeróbicos o comprar alguno de éstos programas que te sacan el corazón por la boca hacia afuera.
- Te matriculaste en un gimnasio.

- Has estado haciendo ejercicios por mucho tiempo y por alguna razón sientes que te estancaste.
- Ya tienes unos añitos (40, 50, 60...) y como que ya tu cuerpo no responde igual que antes.

No los mencioné a todos pero si por lo menos te identificaste con algunos puntos, entonces lo que vas a encontrar aquí va a ser como anillo al dedo.

 *En este libro te voy a explicar los mitos que nos limitan, las bases del buen ejercicio y las razones por que a unos le funcionan y a otros no.*

Lo primero que tienes que entender es que tu cuerpo no es igual al de la maestra de aeróbicos, a de la vecina o con quien quieras compararte. Tu cuerpo es PERFECTO como es. Tienes que entender que todos tenemos formas y acumulaciones de grasa distintas. Lo que necesitas es aprender cómo dirigirlo.

## ¿Quién soy?

Soy Berenice Suárez, entrenadora personal certificada y Health coach. También estoy como directora del blog *Vivir Simple y Saludable*.

Mi pasión por los ejercicios y los cambios físicos me llevaron a certificarme como *"Senior Fitness Specialist"*. Las certificaciones que he logrado no sólo son para entender cómo mantener en forma mi cuerpo mientras voy cambiando físicamente, sino para ayudar a otras personas que como yo, van entrando en la etapa de los ta.... 40, 50, 60.

**Una vida es caóticamente hermosa si se lleva con buena salud y actitud.**

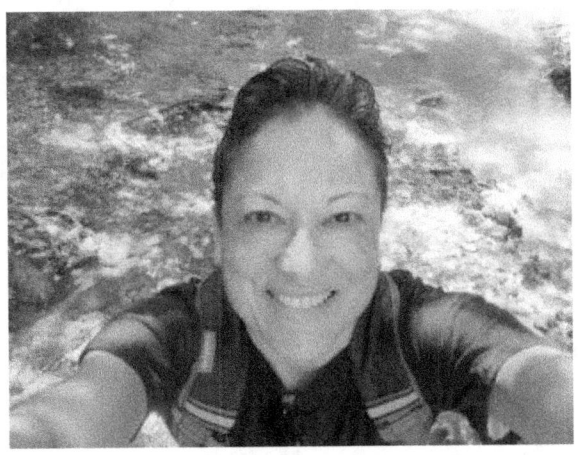

No se trata de mantenerte bonito físicamente, con abdominales marcados y cintura pequeñita. Después de cierta edad, ya eso no importa. Pero sí ser *funcional* e *independiente* y sobre todo, que seas *feliz* en llevar tu cuerpo a un nivel de excelencia. Mi mensaje es:

*"Los genes establecen lo que podrías ser, pero tu estilo de vida determina en lo que realmente te conviertes"*

No soy una atleta reconocida, una "gurú" del bienestar o con títulos ostentosos dentro de la salud. Tampoco soy una entrenadora famosa como *Jillian Michaels* o *Bob Harper*. Mi misión no es predicarte o decirte que esto es único y lo mejor, pero sí encontrar la verdad detrás de las diferentes versiones que hay en la gran industria del control de peso.

Yo también encontré luchas con mi peso, en mantener la "stamina" y en controlar mi ansiedad por los dulces. Ante tanto bombardeo de programas de control de peso, pastillas, batidas y otras alternativas, terminé afectando mi metabolismo. La realidad es que cuando ya tú pasas de los 47 y eres mujer, sabes que tu cuerpo es una *mina de cambios hormonales.*

Es ahí donde decido tomar la salud en mis manos y comenzar a estudiar e ir más allá de lo que las propagandas comerciales me decían. No quería unirme a las estadísticas de diabetes, colesterol alto o condiciones cardíacas, como lamentablemente lo fue mi familia.

El propósito de este libro es poder llevarte el conocimiento y las estrategias para *bajar pulgadas de grasa y no necesariamente de peso* en forma efectiva. Creo en tener la misión de ayudar a las personas a tener un *estado óptimo de salud.*

## Lo primero que debes saber

Este libro trata sobre la diferencias entre el ejercicio cardio y el de resistencia para lograr la meta de bajar pulgadas de grasa. Con la información que te presento puedes ahorrar dinero, tiempo y la frustración de estar comparando los diferentes programas de control de peso o productos llenos de preservativos y comidas vacías que prometen cambios milagrosos pero sabes que son temporeros y hasta dañinos.

Tú puedes ser tu propio entrenador personal y comenzar a tener el cuerpo que te mereces. Aquí tendrás una guía inicial para redirigir tu cuerpo y lograr tener un mejor físico, que aunque no es igual para todos, es lo que nos hará sentir en estado óptimo.

*No quiero que me malinterpretes. Cualquier ejercicio es bueno. Si eres una persona que le gusta los triatlones o eres un corredor natural, adelante. Es lo que te apasione. Mi enfoque va a las personas que realizan ejercicios de mucho cardio sólo para adelgazar.*

## ¿Qué vas a lograr con este libro?

Con este libro conseguirás:

- Conocer los mitos de la industria del control de peso
- Entender el concepto del cardio y los ejercicios de resistencia a través de estudios científicos realizados.
- Ayudarte a entender cuándo y por qué el ejercicio cardio podría aplicarse.
- Las diferentes alternativas del ejercicio de resistencia y en qué momento logras quemar igual o más calorías que con los aeróbicos **en menos tiempo.**
- La importancia de la alimentación, y por qué llevando sólo una buena nutrición puedes lograr tu peso ideal. Ahora, cuando

combinas la nutrición con ejercicios de resistencia tu cuerpo se vuelve una **_máquina de quemar grasa todo el día_**.

Con la epidemia de la obesidad arropándonos y la cantidad excesiva de programas para bajar de peso, es necesario que aprendamos mucho más que vernos bien. Debemos conocer cómo funciona nuestro cuerpo.

Sin importar tu creencia espiritual, vivir en este momento es un regalo, y es mucho el daño que las personas se ocasionan por dietas y ejercicios inadecuados. Ya es tiempo de tomar la salud en general en nuestras manos a través del conocimiento.

Cuando tú te ejercitas y te alimentas de la manera correcta puedes **_disfrutar de la vida plenamente_** y esa es la función de estar vivos. _¿No crees?_

_Me encantaría saber de ti para poder ayudarte, y espero que disfrutes el contenido de este libro y lo puedas aplicar tan rápido como tu cuerpo lo necesite..._

# 9 Mitos de la industria de control de peso

Lo primero que tienes que hacer es aprender a diferenciar entre mitos y realidades en la nutrición y el ejercicio. Aquí te presento los mitos que más retrasan el proceso de perder grasa y aumentar la fibra muscular que con los años vamos perdiendo.

## 1. Contar calorías

Este método no funciona porque no puedes contar las calorías de igual forma. Te voy a dar un ejemplo sencillo: una banana mediana tiene unas 140 calorías y una galleta de chocolate chip también tiene unas 140 calorías. No puedes comparar el valor nutricional de la primera que es una fruta rica en vitaminas y minerales naturales con la segunda que está procesada, llena de preservativos, colores artificiales, grasas saturadas y azúcar. Una alimenta y la otra te deja desnutrido, y por eso terminas comiendo más.

Quiero que le des pensamiento a esto. Cuando vas al supermercado la sección de frutas y vegetales no tienen etiquetas con ingredientes y contenido nutricional. Sin embargo, el resto de los otros departamentos sus productos están todos identificados con etiquetas, *¿a que ya te imaginas la razón?*

 *Si quieres conocer más sobre alimentos procesados y como identificarlos, lee este artículo: ¿Por qué debería renunciar a los Alimentos Procesados?*

La meta es satisfacer tu cuerpo con la cantidad de nutrientes que necesitas para reparar y aumentar el tejido muscular.

Es por eso que las dietas bajas en calorías o bajas en carbohidratos no funcionan porque el cuerpo se siente en abstinencia, ya que el cuerpo va a guardar la mayor cantidad de grasa que pueda para tener reservas y poder hacer las actividades básicas diarias.

La consecuencia de las dietas restrictivas es que cuando logras el peso que buscabas y dejas la dieta, empiezas a comer como demente logrando recuperar el peso perdido más rápido de lo que te costó eliminarlo. Para colmo, logras adicionar grasa en áreas específicas del cuerpo, y todo esto ocurre porque tu cuerpo perdió la capacidad de metabolizar la grasa. *¡Lo atrofiaste!!*

---

## 2. Elimina todas las grasas y bajas peso

---

Las grasas son la fuente más concentrada de energía en nuestra alimentación. *¡Las necesitas!!!*

Un gramo de grasa permite aproximadamente 9 calorías, dos veces más que los carbohidratos o las proteínas. Transportan vitaminas solubles como la A, D, E y K, y también ayudan a la liberación de la hormona cholecystokinin (CCK) que contribuye a la saciedad.

Es bueno incluirlas en tus comidas pero con moderación, y preferiblemente las que sean monosaturadas y polisaturadas ya que te brindan protección contra las afecciones. Entre las grasas monosaturadas se encuentran los aceites de oliva, el aguacate y las almendras.

Por lo contrario, las dietas ricas en grasas saturadas están estrechamente ligadas con las enfermedades cardíacas y el sobrepeso. Las grasas saturadas se encuentran mayormente en los productos de origen animal como las carnes, la leche entera, quesos, cremas y mantecas, y también están en los dulces, las tortas y las galletitas.

*OJO, Evita las trans-fats, tales como: margarinas, mantequillas, comidas fritas, doughnuts, fast food, galletas y pastelillos.*

*Si quieres saber por qué comes grasas saturadas y no puedes parar de comerlas, te invito a que veas este vídeo: ¿Por qué es Importante Leer las Etiquetas de los Productos?*

## 3. Cero carbohidratos

Los carbohidratos no engordan. Son ingredientes necesarios. Ellos proveen la energía al cuerpo, te ayudan a metabolizar las grasas, a proveer fibras, vitaminas y minerales esenciales. En otras palabras, son tu gasolina para el diario vivir.

Las dudas vienen porque los carbohidratos más consumidos son los que se someten a procesos de refinación, modificando sus propiedades y afectando a la salud. Estos carbohidratos suelen estar llenos de azúcar y provocan que el cuerpo libere más insulina de la necesaria para procesar la gran cantidad de azúcar que tiene ese carbohidrato procesado. Por consecuencia, hay una mayor acumulación de grasas y aumento de peso. Esa es la creencia principal de creer que no es bueno consumir carbohidratos.

Debes seleccionar carbohidratos que tengan un índice glicémico bajo, no procesados y que sean altos en fibra para ayudarte a la saciedad, a regular la azúcar y brindarte el balance de energía necesario.

 *Si quieres saber sobre las diferencias y beneficios de los carbohidratos buenos o integrales, te invito a que veas éste vídeo: ¿Conoce la Diferencia entre los Productos Integrales?*

## 4. Todo es proteína

Una dieta alta en proteínas se define por el consumo constante de más del 35% del total del consumo de calorías.

Las dietas a base de proteínas se asocian con el alto consumo de grasas saturadas y poco consumo de fibra, aumentando el riesgo de contraer condiciones cardíacas y algunos tipos de cáncer. Esto también se aplica a las personas que toman pastillas de amino ácidos para adelgazar, ya que su consumo por un período extenso puede causar problemas en los riñones y en otros órganos vitales.

Te explico, el proceso de romper las moléculas de proteínas es lento y los riñones tienen que trabajar más fuerte para eliminar el exceso de *urea* en el cuerpo (la urea es un compuesto químico que se encuentra abundantemente en la orina y en la materia fecal).

Hay una gran incidencia de personas con insuficiencia renal o piedras en los riñones a causa de las dietas altas en proteínas, y esto se debe a que las proteínas requieren mayor consumo de líquidos cuando se consumen en grandes cantidades. De hecho, requieren aproximadamente 7 veces más agua para metabolizar que los carbohidratos. Por eso es que se crean serios problemas de deshidratación como efectos secundarios cuando se usa por un largo tiempo este tipo de alimentación.

## 5. Las batidas – El mejor alimento constante

Las batidas de proteína son bien populares entre atletas y personas que hacen ejercicios, ya sea para adelgazar o aumentar fibra muscular porque aportan buen contenido nutricional. La dosis recomendada de proteína según el RDA (Recommended Dietary Allowance) es de 0.8 g/lb al día. En otras palabras, el promedio para un adulto es de 10% a 35%, y va a depender del tipo de actividad; si es una persona sedentaria, atleta o un bodybuilder.

El problema con las batidas es que al tomarse en grandes cantidades y de forma permanente como sustituto de **todas** las comidas, provoca acidificación en la sangre y como consecuencia, el organismo busca la forma de neutralizar éste ácido extrayendo calcio de los huesos. Es decir, vas a debilitar tu estructura ósea, algo que ocurre naturalmente al envejecer, pero con este tipo de consumo aceleras el proceso.

Por otro lado, demasiadas proteínas y poca ingesta de carbohidratos puede causar _cetosis_. En este estado el cuerpo es capaz de quemar grasas fácilmente, **incluyendo** las reservas propias con las que cuenta nuestro cuerpo.

Además, muchas de estas batidas están llenas de preservativos que pueden causar un sin número de efectos dañinos como son los problemas de deshidratación.

Es importante que si eliges una batida para tu programa de control de peso, quieres aumentar la fibra muscular o simplemente sustituir la primera comida del día, busca una batida que tenga lo siguiente:

- _Preservativos mínimos_ o ninguno. Preferible que sea _Kosher_.
- _Prebióticos y Probióticos_ para ayudarte con la flora intestinal y darte sensación de llenura pero sin gases ni malestares.
- _Aminoácidos_ para una fácil absorción sin causar efectos secundarios a los riñones.
- _Proteína de alta calidad_ con capacidad de absorción a nivel celular.
- _Azúcar mínima_ para incentivar al cuerpo a quemar las moléculas de grasa guardadas.
- Preferiblemente que sea _libre de gluten y de lactosa_ para evitar cualquier problema de alergias que tengas o puedas desarrollar.

# 6. Las dietas del momento

Las personas que hacen dietas sin ejercicios provocan más daño que beneficios. Tan pronto una persona comienza una dieta, el 25% o más de su peso perdido proviene de fibra muscular y no grasa. Claro, vas a la báscula y ves menos libras. ¡Te ves fenomenal! *¿Pero son libras perdidas de qué?*

Recuerda esta palabra: **Bio individualidad**. Todos somos genéticamente diferentes, con necesidades y metas únicas y no se puede recomendar la misma dieta a todos los individuos. El objetivo principal cuando adelgazas es mejorar la salud al bajar la grasa corporal y mantener o aumentar el tejido muscular. En otras palabras, si se logra incrementar masa muscular en conjunto con la dieta correcta, se hará más fácil y rápido la pérdida de grasa corporal.

Numerosos estudios han examinado y comparado las dietas más populares para perder peso. Un estudio realizado por *Tufts-New England Medical Center* en Boston examinó a personas obesas utilizando 4 dietas populares: *The Atkins diet, The Zone, Weight Watchers* y el *Ornish plan,* son dietas restringidas. Ejemplo, la Atkins (dieta bien baja en carbohidratos, alta en grasas y alta en proteínas) y el Ornish plan (dieta alta en carbohidratos, bien baja en grasas y con el índice más alto de deserción).

Para aquellos que completaron el estudio, pudieron perder de 5 a 7 libras sin importar la dieta. Cuanto más estricta era la dieta, como Atkins y la Ornish, más difícil era seguirla.

El estudio encontró que inicialmente las personas perdieron peso más rápido en las dietas bajas en carbohidratos y altas en proteínas que con las dietas bajas en grasa y altas en carbohidratos. Sin embargo, el promedio de pérdida de peso del grupo fue el mismo después de un año, sin importar la dieta seleccionada. En otras palabras, **las dietas son puro mercadeo.**

*No hay magia!* *No existen "quick fix" ni dietas milagrosas que te ayuden a controlar el peso en días o semanas. La solución, es colocarte los tenis y comenzar a entrenar tu mente y tu cuerpo junto a una buena nutrición.*

## 7. Comer de todo mientras se haga ejercicio

*¿Sabías que la mayoría de las calorías perdidas no se logran durante los ejercicios, sino a través de las 24 horas del día?* Aproximadamente, 3,500 calorías equivalen a una libra de grasa corporal. Por lo tanto, para perder una o dos libras por semana, se debe mantener un promedio de reducción de calorías entre 500 a 1,000 por día.

Sin embargo, una persona puede quemar 250 calorías haciendo ejercicios y permanecer sedentaria el resto del día. Las calorías que no utilizó para producir energía son guardadas como grasa.

Poder comer de todo si hacemos ejercicios **NO ES REAL**. Hasta los grandes deportistas que practican por largas horas no pueden hacerlo. Cada alimento aporta diferentes nutrientes al organismo.

## 8. Mucho ejercicio abdominal te baja la barriga

Todavía es la hora que vemos personas que se matan haciendo un montón de "crunches" o abdominales con tal de quemar la grasa acumulada en la zona del abdomen.

Si comienzas a realizar abdominales como un demente, lo único que vas a lograr es endurecer el músculo pero no de forma plana. Vas a sacar una barriga sólida pero abultada. ¿Te ha pasado? A mí me pasó en los comienzos. En adición a esto, la grasa que tienes acumulada alrededor del área abdominal permanecerá allí entre el músculo y el abdomen y será más difícil eliminarla. *¡Un error bastante frecuente!*

La quema de la grasa localizada en áreas específicas **NO ES POSIBLE**. No hay un ejercicio que haga eso, punto, ya que nuestro cuerpo no puede diferenciar las zonas.

Cuando se quema grasa, se va a las acumulaciones de lípidos en todo el cuerpo y no en una sola área. Así que, si estás haciendo mucho ejercicio en áreas localizadas pero tu nutrición es basada en grasas saturadas y carbohidratos refinados, te tengo que decir que *no vas a bajar la barriga* ni cualquiera de las áreas que quieras reducir.

Eso es lo primordial. Ahora, te voy a dar una información adicional sobre los ejercicios abdominales que te puede ayudar.

La grasa sólo se quema en presencia de oxígeno. Esto se consigue activando los capilares del área abdominal para que el cuerpo utilice las reservas de grasa en la cintura y las queme. Por lo tanto, debes realizar los ejercicios en forma de "circuit training" (una serie de ejercicios corridos con mínimo descanso entre ellos), y si quieres mejores resultados, procura realizarlos sin descanso. Cuando termines el primer set de ejercicios, descansa un minuto y comienza el segundo set.

 *Haz clic a este enlace: Ejercicios Minimalistas para Mantente en Forma y suscríbete a mi canal para que veas ejemplos de diferentes rutinas que puedes aplicar.*

## 9. Las pesas son para hombres

Muchas mujeres le huyen a las pesas porque quieren mantenerse físicamente *"femeninas"*. Esto es un paradigma de muchos años. Hay que entender que las mujeres, por su genética, tienden a acumular más cantidad de grasa que los hombres y a tener menos músculos. Por lo tanto, la genética de la mujer va a impedir que hagan hipertrofia excesiva *(verse masculinas)*, y la mayoría de nosotras las mujeres no tenemos el suficiente nivel de testosterona para lograr formar músculos grandes.

Otro mito es que las mujeres que hacen resistencia o pesas se ven más gordas. Otro error. El músculo es más denso que la grasa, por lo que ocupará menos espacio que la misma cantidad de grasa en peso.

Mediante el desarrollo de los músculos eres capaz de mantener tu peso ideal por más tiempo. Y te preguntarás, *¿cómo es posible?* Bueno, porque los músculos aceleran tu metabolismo. Incluso, vas a quemar más cada día mientras descansas.

Una de las razones predominantes para hacer pesas o algún tipo de resistencia es por el fortalecimiento de los músculos y los tendones, lo cual puede mejorar el flujo sanguíneo. De igual manera, los huesos aumentarán su densidad ósea, previniendo la aparición de osteoporosis, condición que afecta a tantas mujeres hoy día.

# Beneficios ocultos del ejercicio

Solemos asociar los ejercicios a estar en buena forma física, tener unos glúteos tonificados, abdominales marcados o para adelgazar. Todo esto está muy bien, pero tal vez desconozcas los beneficios adicionales que pueden resultar útil y en buena información que desconocías.

## _Mejora la densidad del hueso_

Los huesos, como los músculos, son tejidos que responden al ejercicio y se fortalecen cuando alcanzan una mayor densidad ósea (el nivel más alto de consistencia y fuerza de los huesos) que los que no hacen ejercicio. La mayoría de las personas alcanzan el punto máximo de densidad ósea entre los 20 y los 30 años de edad, y a partir de esa edad la densidad ósea comienza a mermar.

Cuando eres mayor de 20 años puedes prevenir la pérdida de la densidad del hueso haciendo ejercicios, ya que el ejercicio físico permite mantener la fuerza muscular, la coordinación y el equilibrio, y esto ayuda a evitar caídas y fracturas.

El mejor ejercicio para los huesos es el que requiere que sostengas un peso en particular como el levantamiento de pesas, correr, subir escaleras, jugar tenis e inclusive hasta bailar.

## _Mantener tu mente alejada de pensamientos negativos_

La negatividad se alimenta de la percepción incorrecta de lo que nos ocurre. No puedes controlar tus circunstancias, pero sí cómo responder a ellas. **Si piensas como que "todo está mal" o "nada va a funcionar", entonces debes cambiar tu forma de pensar.**

_¿Qué pasa cuando tienes pensamientos negativos o mucho estrés?_ Te voy a contar la novela que se hace el cuerpo.

La hormona del estrés le dice a tu cuerpo que almacene grasa porque piensa que estás bajo un ataque. Esto cambia tu metabolismo y le envía un mensaje a tu cerebro de que hay que estar seguro de tener suficiente combustible para tomar decisiones rápidas porque hay un peligro rondando. _¿Puedes creerlo?_ Hasta el cuerpo hace sus películas!

Por esta razón, al realizar alguna actividad física, ayudas a liberar la tensión de tu cuerpo y de tu mente. El cuerpo produce endorfinas que son la forma de _"sentirse bien"_ de las hormonas. Cuando terminas de hacer ejercicios oxigenas el cuerpo lo suficiente como para ayudarte a pensar positivo y vivir un estilo de vida saludable que disipa la negatividad.

## _Reduce el dolor en las articulaciones_

Por años se pensó que las personas con padecimientos de dolor no debían hacer ejercicios porque lesionarían sus articulaciones. Pero los médicos y fisioterapeutas ya saben que no es cierto porque el ejercicio logra mantener la flexibilidad de las articulaciones.

Al fortificar los músculos que rodean las articulaciones se logra aumentar la fortaleza para retrasar el deterioro del tejido óseo y cartilaginoso. Por conclusión, el dolor va disminuyendo.

## *Te relajas más fácilmente*

El ejercicio regular tiene una capacidad única para alegrar y relajarte. Puede reducir los niveles de hormonas de estrés en el cuerpo, como lo es la adrenalina y el cortisol, y también estimula la producción de endorfinas, que son sustancias químicas en el cerebro que funcionan como analgésicos naturales del cuerpo y elevadores del estado de ánimo.

Los ejercicios te pueden proporcionar la estimulación y la calma necesaria para contrarrestar alguna depresión y/o disipar el estrés.

## *Reduce el aburrimiento*

El ejercicio te permite preparar a tu cuerpo para diferentes usos, lo cual logra mejorar el funcionamiento de la aptitud física global.

El ejercicio se incorpora a nuestras vidas y logra tener una variedad de actividades distintas que nos permite salir de la rutina. Es colocar nuestro cuerpo en diferentes progresos, ya que éste debe realizar un esfuerzo extra para responder a un estímulo al que no está acostumbrado, así que el realizar algo distinto y variado te saca la mente del aburrimiento.

Claro está, si te aburres del mismo ejercicio, debes modificarlo para no caer en lo rutinario.

## *Aumenta la conciencia corporal de ti mismo*

*¿Practicas la conciencia corporal cuando estás trabajando, estás con la familia, vas conduciendo o cocinando? Eso suena más a desconexión, ¿verdad?*

Bueno, cuando hacemos ejercicios estamos trabajando conscientemente con nuestro cuerpo y descubriendo no sólo cada grasita que tenemos pero también nuestras debilidades y fortalezas físicas. Es un momento importante donde la mente y el cuerpo conectan para conversar.

Comienzas a darte cuenta de lo que has dejado de hacer por años o lo que has comenzado a hacer como rutina para ayudar a este caparazón hermoso que se nos ha regalado. En otras palabras, aumentas las formas de estar alerta sobre lo que debes de estar agradecido y de la oportunidad que tienes ahora de mejorar ciertas áreas olvidadas en tu cuerpo.

## *Reduce el riesgo del cáncer*

El ejercicio puede disminuir el riesgo de cáncer porque reduce la inflamación y los niveles hormonales. De hecho, mejora la resistencia a la insulina y el funcionamiento del sistema inmunológico. Quienes realizan ejercicios con un nivel de moderado a enérgico durante más de tres horas por semana disminuyen la inflamación en el cuerpo, lo que puede ayudar a reducir el riesgo de cáncer, ya que fortalece el sistema inmunológico.

Por ejemplo, el ser inactivo aumenta el riesgo de algunos tipos de cáncer que hacen uso de las hormonas para crecer y diseminarse, tales como el cáncer de mama y el cáncer de útero.

## Incrementa tu apetito por comidas saludables

Hacer ejercicio ayuda a que la hormona supresora del apetito, *la leptina*, funcione mejor. *La leptina* básicamente te dice que estás lleno y que necesitas dejar de comer.

El ejercicio también disminuye el nivel de la hormona *ghrelina*, que aumenta el apetito. Cuando tengas hambre verdadera sólo comerás más comidas saludables que chatarras. Créeme que verás las frutas y vegetales con ojos devoradores. Eso es tu nuevo nivel de conciencia y ocurre cuando empiezas a darle espacio a escuchar a tu cuerpo de lo que verdaderamente necesita.

## Mejora el almacenamiento de glicógeno

El *glicógeno* es la fuente principal de combustible para contraer el músculo. El azúcar es un estupendo suplemento al suministrar tanto glucosa como fructosa. El consumo debe ser suficiente como para tener el requerimiento necesario de energía que el cuerpo necesita para realizar sus actividades.

El ejercicio aumenta la entrada de glucosa, desde la sangre hacia los músculos, lo que significa que tu cuerpo comienza a procesar la glucosa de forma más efectiva.

## *Incrementa tu autoestima*

Cuando se hace ejercicios se logra un aumento en la temperatura corporal que crea unos efectos calmantes.

A nivel psíquico te ayuda a aumentar la producción de serotonina en el cerebro que te neutraliza el stress, libera tensiones, disminuye la ansiedad y propicia a tener un buen estado de ánimo y una autoestima más alta.

## *Aumenta el nivel de oxígeno en tu cuerpo*

Tu cuerpo necesita oxígeno todo el tiempo ya que el oxígeno y la glucosa son los elementos principales de energía en tu cuerpo.

Cuando haces ejercicios, los músculos se mueven más enérgicamente que cuando estás en descanso, y como necesitas tomar más oxígeno para compensar esta pérdida, tu metabolismo aumenta. De la misma forma también aumenta el flujo de oxígeno que va al cerebro logrando una mejoría en la capacidad de aprendizaje, la concentración, la memoria y en el estado de alerta.

## _Mejora el desarrollo y la fuerza del tejido conectivo_

El tejido conectivo son los cartílagos, tendones, músculos y huesos. Mantenerlos sanos permite un movimiento corporal apropiado.

El ejercicio fortalece todo este grupo y ayuda a evitar futuras lesiones y te sirve como soporte para los diferentes órganos.

## _Reduce tu apetito por las azúcares_

La _dopamina_, la cual se libera cuando ingerimos azúcar, produce una sensación de euforia en el cual nuestro cerebro desea repetir todo el tiempo, y es por eso es que siempre andamos en la búsqueda de alimentos que nos mantengan la _serotonina_ y la _dopamina_ elevada.

Lo que se necesita aprender es que hay muchas maneras de mantener en alto nuestros neurotransmisores de la felicidad sin afectar nuestra salud, y el ejercicio te provee el control de la ansiedad por las azúcares y aumenta los niveles de _dopamina_ en el cerebro.

## _Estimula la liberación de hormonas que alivian el dolor_

El ejercicio es la principal fuente de liberación de hormonas (más de 50) que causan las primeras reacciones positivas de tu cuerpo. Entre ellas, la adrenalina, la insulina, la serotonina, la hormona de crecimiento y las endorfinas. Esta última genera señales al cerebro que producen sensación de bienestar que ayudan a minimizar el dolor y la rigidez, y además mantienen las articulaciones en movimiento y aumentan la resistencia.

## Permite a tu cuerpo utilizar los nutrientes de manera más eficiente

La nutrición es un sistema de engranajes físicos y químicos que interactúan con todas las demás funciones de tu cuerpo.

A una buena alimentación se la conoce como el *entrenamiento invisible* e influye en el rendimiento físico y de la salud en general de la persona. Cuando logras hacer ejercicios y alimentarte bien, las células del cuerpo pueden tener una mayor capacidad de asimilar los nutrientes.

## Aumenta las enzimas en el cuerpo que queman la grasa

Cuando haces ejercicios ocurre un aumento en la actividad de las enzimas oxidativas, tanto de la glucosa como de las grasas.

Tu cuerpo es capaz de degradar de forma más eficiente la glucosa y todos los depósitos de grasa por este incremento de enzimas. La utilización de las grasas retrasa la utilización del glucógeno muscular, el cual genera una disminución del % de grasa corporal.

## Mejora tu postura

Los problemas de la espalda ocurren al pasar mucho tiempo sentado con mala compostura.

La mala postura al sentarse hace que los músculos se aprieten y los músculos superiores de la espalda se hagan más débiles, lo que causa la curva hacia adelante o las diferentes desviaciones.

Recurrir a realizar ejercicios de estiramientos y de fortalecimiento ayuda a reprogramar la memoria del músculo para volver a tener la postura corporal correcta.

## *Incrementa la agilidad*

Cuando haces ejercicios aumentas la agilidad de relacionarte con tus habilidades físicas o mentales.

La agilidad que desarrolles depende de la rapidez en la que los músculos respondan a las señales del cerebro, y el entrenamiento de agilidad ayuda a mejorar la velocidad de la respuesta muscular.

## *Aumenta tu confianza*

Mantener una rutina de ejercicios te ayuda a ver un cambio en tu cuerpo que logra mejorar la actitud hacia ti mismo, y cuando comienzas a sentirte bien de lo que has logrado, tu percepción cambia y obtienes confianza de lo que puedes lograr.

¿Alguna vez has conocido a alguien que bajó su grasa corporal, se siente más ágil, con más energía y a la vez se sienta miserable? Por supuesto que no, porque la consecución de estos objetivos crea un sentido de logro.

## Alivia el estreñimiento

El agitado estilo de vida, los nervios y el estrés pueden ser causantes de *problemas estomacales constantes*. Esto se debe a malas digestiones, gases y demás molestias que dificultan la buena digestión de los alimentos.

Uno de los principales beneficios del ejercicio es la *aceleración del metabolismo* que se manifiesta en una digestión más rápida y un tránsito intestinal saludable. Una caminata o unos ejercicios abdominales colaboran con el movimiento intestinal.

## Reduce la posibilidad de desarrollar osteoporosis

La osteoporosis no se previene a los 50 años, cuando el médico nos dice que hay indicios de la enfermedad. Hay que prevenir la osteoporosis desde temprana edad.

El ejercicio ayuda a mantener la densidad ósea, brinda mejor equilibrio, coordinación y otros recursos para reducir el impacto de enfermedades en los huesos.

## Incrementa la resistencia a infecciones

Para mantenerte saludable necesitas que tu cuerpo esté fuerte para combatir a las bacterias u otros microorganismos. El sistema inmunológico defiende al cuerpo de las infecciones y para eso necesita estar fuerte.

Si haces ejercicios mantendrás el cuerpo en buena forma y preparado para dar la batalla, ya que la actividad física aumenta la cantidad de líquidos que expulsas a través del sudor y de la orina. De esa forma, sacas del cuerpo una mayor cantidad de bacterias y células potencialmente dañinas.

En adición, con el ejercicio, los anticuerpos y los glóbulos blancos (que son los que participan en la defensa del cuerpo atacando a los virus y las infecciones) se mueven por el cuerpo a mayor velocidad.

## Baja el colesterol malo (LDL)

El ejercicio ayuda a controlar el sobrepeso y es por el cual se reduce el colesterol.

Para perder peso, tenemos que *"gastar"* más de lo que consumimos ya que la suma de ambos factores nos hará adelgazar y el ejercicio físico ayuda en esa pérdida de peso.

Se calcula que con 120 minutos de ejercicio por semana podrás lograr quemar unas 900 kilocalorías y con ello se afecta directamente al colesterol bueno.

Dependiendo de la edad y el estado de salud, es importante ejercitarse. Claro, teniendo en cuenta las recomendaciones médicas.

## _Mejora la vida sexual_

Si ejercitarse logra ser un factor anti-estrés, que a la vez produce placer por la producción de endorfinas (hormonas que producen sensación de bienestar) y en mejorar los niveles de energía, entonces es normal que parte de ese beneficio se traslade hacia la actividad sexual.

El tomar conciencia de nuestra vida sexual como complemento de una buena salud nos hará ser seres humanos más felices y entender que el beneficio del ejercicio se propaga en todas las funciones de nuestro cuerpo.
Además... cuanto más en forma, más sexy nos vemos.

# Los ejercicios cardio

## Beneficios del cardio

Constantemente asociamos el entrenamiento cardio con adelgazar. Sin embargo, este ejercicio tiene otros beneficios en nuestro organismo a nivel *fisiológico*:

- Fortalece el corazón y mejora su habilidad de bombear sangre (cardio output).
- Reduce el riesgo de condiciones cardíacas.
- Disminuye el "resting heart rate" (conocido como RHR- es el número de contracciones del corazón en un minuto).
- Mejora la ventilación de los pulmones (respiración más eficiente).
- Mejora la transportación de oxígeno y la habilidad de los músculos para utilizarlos.
- Reduce los niveles de colesterol.
- Reduce la presión arterial y adelgaza la sangre reduciendo la *coagulación* sanguínea.
- Mejora la habilidad de los ácidos grasos para dispersar los almacenamientos de *glucógeno*.
- Desarrolla el enfoque mental y reduce la tendencia por depresión o ansiedad.
- Incrementa la habilidad para relajarse, dormir y la tolerancia al estrés.
- Aumenta el índice metabólico (*metabolic rate*).

- Reduce el riesgo de obesidad o la diabetes mellitus

## ¿Qué es el ejercicio cardio?

Cardio es el término que se le conoce a la actividad física cardiorrespiratoria. Este tipo de ejercicio refleja la habilidad del sistema circulatorio y respiratorio en suplir oxígeno a los músculos y a los huesos durante la actividad física.

*The 2008 Physical Guidelines for Americans*, publicado por el gobierno de US, recomienda unas guías basadas en evidencia científica para todas las personas:

- Adultos deben realizar 150 minutos a la semana de actividad en intensidad moderada, como caminar a paso ligero para mejorar su salud y estado físico en general. Esta actividad puede reducir los riesgos de desarrollar enfermedades crónicas.
- Si el adulto excede los 300 minutos a la semana de actividad de intensidad moderada o 150 minutos a la semana de actividad de intensidad vigorosa, obtendrá mejores beneficios en su salud.

*Si no tienes tiempo para realizar la actividad física mínima recomendada de 150 minutos a la semana (o 30 minutos, 5 veces a la semana), puedes dividir la actividad e ir incrementando. Por ejemplo: comienza con 10 minutos, continúa con 20 minutos hasta que alcances los 150 minutos a la semana.*

# Fases del cardio

El entrenamiento cardio tiene varias fases de progresión para obtener resultados a nivel fisiológico al colocar más estrés al sistema cardiorrespiratorio.

Cada rutina de ejercicios debería incluir:

- **Fase de "warm-up" o calentamiento:** Prepara tu cuerpo para la actividad física. Puede ser generalizada o con ejercicios específicamente relacionados con el entrenamiento. Dura de 5 a 10 minutos aproximadamente.

- **Fase de acondicionamiento:** Muchas personas realizan ejercicios cardio para quemar calorías y adelgazar, reducir el estrés y mejorar su salud. Si este es tu caso, es importante que sepas que los ejercicios cardio de baja intensidad te darán algún resultado en tu salud y bienestar. No necesariamente tendrá un efecto significativo en tu estado físico, comparado con los ejercicios de alta intensidad.

- **Fase de "cool-down" o enfriamiento:** Provee a tu cuerpo una transición entre el ejercicio y el reposo. Te ayuda regresar a un estado de equilibrio y descanso. Dura de 5 a 10 minutos aproximadamente. Se deben incluir los ejercicios de flexibilidad en esta fase.

*Antes de comenzar cualquier tipo de ejercicio cardiorrespiratorio, consulta a un entrenador personal para realizarte una evaluación inicial. Según los resultados de tu evaluación, el entrenador puede*

*determinar el entrenamiento que mejor se adapte a tus metas y necesidades. Si tienes alguna condición médica debes consultar con tu doctor para que verifique si estás en una buena aptitud física como para entrenarte.*

## Tipos de cardio

Vamos a encontrar dos tipos de entrenamiento cardio con diferencias marcadas y resultados distintos:

### *HIIT – High intensity Interval Training (entrenamiento de alto impacto o alta intensidad)*

Son entrenamientos de corta duración y alta intensidad. Pueden realizarse en distintos radios, aunque el más usado es con sprints (aceleración repentina y de poca duración que hace un corredor para conseguir la máxima velocidad posible en el menor tiempo posible).

Este ejercicio se realiza al 90% de nuestra FCM (frecuencia cardiaca máxima) y con descansos de larga duración - 60% de nuestra FCM.

Durante el ejercicio los dos pies pierden contacto con el piso, colocando todo el peso de tu cuerpo en las extremidades contra la gravedad al momento de la caída. Por lo tanto, se requiere una aprobación médica para realizar cualquiera de estos ejercicios, en especial si estas en proceso de recuperación de una lesión o tienes problemas de articulaciones, músculos y/o huesos.

Entre los HIIT encontramos zumba, spinning, sprinting, cuerda para saltar (jump rope) y patinaje (side skiters). Si estás buscando adelgazar rápidamente sin tener que pasar largas horas en el gimnasio o al aire libre, ésta es una buena alternativa de ejercicio aerobico.

## *LISS – Low intensity steady state (entrenamiento de bajo impacto o baja intensidad)*

Son entrenamientos de baja intensidad pero constantes donde nuestra frecuencia cardíaca varía muy poco. Al tener una intensidad baja podemos realizar el ejercicio por más cantidad de tiempo. El promedio es de unos 45 minutos donde nuestra FCM (frecuencia cardíaca máxima) se encuentra entre 60% al 70%.

Este ejercicio cardio mantiene un pie en el piso en todo momento. Es bueno para mantener los huesos sanos, además de acondicionar el corazón y los pulmones, y aunque con el LISS quemamos menos calorías, un porciento más alto de ellas proviene de la oxidación de grasas, que es el objetivo principal para adelgazar.

Además, por ser de menor intensidad, el proceso de recuperación es menor por lo que podemos realizarlo con mayor frecuencia.

Entre los LISS encontramos: la caminata rápida, el jogging, correr bicicleta y nadar a baja intensidad. Si te gustan las actividades al aire libre, éstas son las perfectas.

Si eres de los que te gusta ir al gimnasio puedes utilizar: trotadoras (treadmills), máquina de escalones (stepping machines), elípticas, máquina de remar (rowing machine) y bicicletas estáticas.

Uno de los errores más grandes que cometen las personas al entrenar cardio u otro tipo de ejercicios es omitir el proceso de progresión. Te voy a explicar por qué.

Tú no puedes montarte en la trotadora y empezar una rutina de ejercicios cardio en una zona 3 donde tu FCM (frecuencia cardiaca máxima) es de un 86% a 95% sin pasar por la zona 1.

Tampoco, puedes comenzar a hacer sprints sin acondicionar tu cuerpo con una caminata rápida o trotar porque puedes sufrir lesiones en los músculos y en los huesos.

De la misma forma puede convertirse en un problema para el correcto funcionamiento del corazón. En otras palabras, podría provocar alteraciones en la función cardiaca, creando la posibilidad de padecer arritmias.

**Los ejercicios, son importantes... pero con progresión y prudencia**

## ¿Para quién es el cardio?

El cardio puede ser practicado por todas las personas debido a sus múltiples beneficios a nivel cardiorrespiratorio. Pero es necesario tener precaución con personas que tienen lesiones, problemas de postura y movimientos o algún historial médico que les impida realizarlos sin afectar su salud y bienestar.

Debido a que está envuelto el movimiento en todo el cuerpo, no se recomienda el uso de máquinas de cardio para personas con *upper crossed syndrome* (joroba en la parte superior de la espalda), *lower crossed syndrome* (desviación en la parte baja de la columna y extensión de las caderas), *pronation distortion syndrome* (aproximación de las rodillas y desviación de las piernas por pies planos).

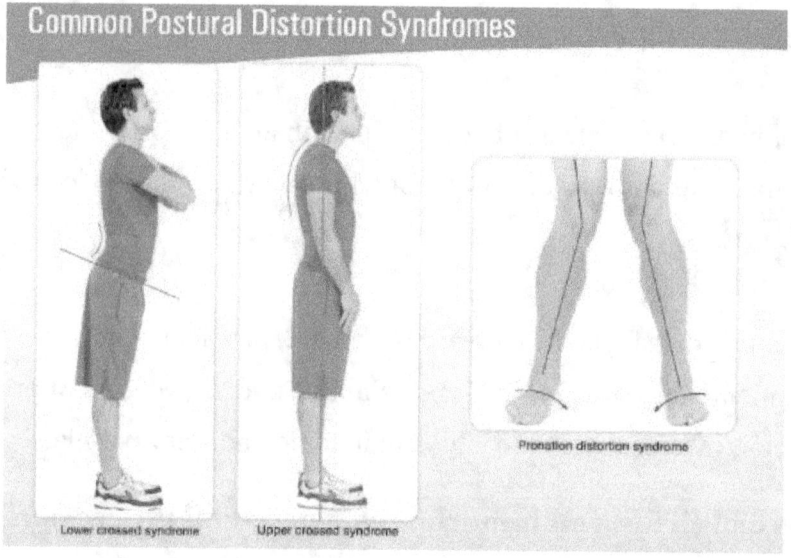

Tampoco se recomienda para personas con condiciones médicas o en sobrepeso sin una evaluación médica apropiada. El entrenador físico o la persona *(si no tiene entrenador)* necesita saber en qué fase del entrenamiento se puede comenzar y el tipo de intensidad adecuada según la condición física.

# Lo que no se dice del cardio

El entrenamiento cardio tiene excelentes beneficios para tu salud y bienestar. Ahora, se han encontrado una serie de efectos secundarios en las personas que lo practican por un período de tiempo extenso o a un nivel de intensidad fija como lo puede ser: jogging (correr lento), running (correr rápido) y cycling (correr bicicleta).

El ejercicio de trotar *(jogging)* como el de correr a mayor velocidad pueden afectar severamente las articulaciones debido a que cada vez que el pie hace contacto con el piso, impacta con una fuerza tres veces mayor al peso del cuerpo. Esto trae como consecuencia una reducción repentina en la velocidad del pie al hacer contacto con el suelo.

De hecho, en una carrera de 30 minutos, un corredor impactará el piso unas 5,000 veces. La acumulación de estos impactos podría ser la raíz del problema de muchas lesiones, tales como: *stress fractures* (fracturas por estrés), *shin splints* (calambre en las piernas), *cartilage damage* (rotura o desgarramiento), *low back pain* (dolor lumbar) y hasta *osteoartritis*.

El correr bicicleta, aunque es una actividad física, se realiza sentado por un largo período de tiempo. Por el estilo de vida actual, gran parte de las personas permanecen sentadas la mayor parte del día, ya sea frente al escritorio y o al TV. Estar sedentarios es perjudicial para una buena capacidad funcional, por lo que es necesario incorporar una actividad física que nos provea resistencia y desarrollo, a la vez que nos ayude adelgazar.

El problema grande es que, no sólo estamos sentados en casa o en el trabajo, sino también durante el entrenamiento físico cuando corremos bicicleta. Por otro lado, este ejercicio aunque es bueno, no aporta mucho al fortalecimiento de tus músculos, a menos que lo hagas con resistencia y en circuitos.

 *No quiero que me mal intérpretes y pienses que el ejercicio cardio no tiene beneficios para tu organismo. Si eres un maratonista, ciclista, te gusta hacer triatlones o simplemente disfrutas de correr al aire libre, sigue haciéndolas. Claramente, quiero educarte e informarte de sus limitaciones y riesgos.*

# Beneficios del ejercicio de resistencia

Entre los beneficios más importantes del entrenamiento de resistencia o con pesas podemos encontrar los siguientes

## *Fisiológicos*

- Mejora la eficiencia cardiovascular
- Ayuda a la hormona endocrina y a las adaptaciones de los lípidos (colesterol)
- Aumenta la densidad ósea
- Aumenta la eficiencia del metabolismo

## *Físicos*

- Aumenta la resistencia de los tejidos a romperse o desgarrarse (músculos, tendones, ligamentos)
- Disminución de la grasa corporal
- Aumento en el diámetro de las fibras musculares (hipertrofia)

## *Desempeño*

- Aumento en el control y coordinación neuromuscular
- Aumento en la resistencia, fuerza y potencia

## ¿Qué son los ejercicios de resistencia?

Los ejercicios de resistencia son excelentes para alcanzar una capacidad física determinada a través de una serie de ejercicios donde se puede mejorar el rendimiento durante un tiempo prolongado. Existen diferentes tipos de ejercicios de resistencia que pueden durar unos minutos como también horas.

Cualquier actividad diaria que realicemos necesita de una capacidad que posibilite la adaptación a todos los cambios de ritmos que se presentan durante dicha actividad. Esto es lo que se conoce como **resistencia**.

 *La resistencia aeróbica depende de la habilidad que tiene el corazón, los pulmones y el sistema circulatorio de llevar oxígeno y nutrientes al músculo para producir energía.*

Los entrenamientos de resistencia están diseñados para lograr adaptaciones en el cuerpo. Entre ellas, puede ser aumentar la resistencia, lograr hipertrofia, obtener más fuerza y potencia.

- **Hipertrofia:** Es un aumento significativo de la masa muscular, que conlleva un incremento en la capacidad de fuerza. La hipertrofia muscular depende del aumento en número y talla de las miofibrillas (elementos que constituyen las fibras musculares y que aumenta el grosor y la longitud de las mismas).

- **Fuerza:** Es la habilidad del sistema neuromuscular para producir tensión interna y superar una fuerza externa.

- **Resistencia:** Es la habilidad para producir y mantener una fuerza por períodos prolongados.

- **Fuerza:** Es una carga o influencia ejercida de un objeto a otro, lo cual resulta en una aceleración del segundo objeto.
- **Potencia:** Es la habilidad del sistema neuromuscular para producir la mayor potencia en el período más corto de tiempo.

Recuerda, tenemos dos tipos de fibra muscular: **Tipo I y tipo II**.

- **Tipo I o fibra muscular de contracción lenta**: Son más pequeñas en diámetro, son lentas para producir tensión máxima y tienen más resistencia a la fatiga. Estas fibras son importantes para los músculos que necesitan desarrollar contracciones largas que son necesarias para la estabilización, la resistencia y el control de la postura.

  Por otro lado, cuando vamos envejeciendo, las tareas básicas como son impulsarte sobre tus pies para alcanzar productos que están en el gabinete de tu cocina o subir una escalera se convierten en un gran desafío. Por ejemplo, los maratonistas tienen estas fibras desarrolladas.

- **Tipo II o fibra muscular de contracción rápida:** Son de tamaño grande, rápidas en producir tensión máxima y se fatigan más rápidamente que las de tipo I. Estas fibras son importantes para los músculos que necesitan producir movimiento que requieren fuerza y potencia como el sprint.

Por ejemplo, los corredores de distancias cortas y alta velocidad tienen estas fibras bien fortalecidas.

# Fases del ejercicio de resistencia

Para adquirir resultados óptimos tu cuerpo debe adaptarse a las demandas y estrés específico (dumbbells, bandas, barbbells, exercise gym balls). La habilidad de adaptarse a estos cambios se conoce como *"General adaptation syndrome."*, y aquí vamos a encontrar tres etapas en este proceso de respuesta al estrés:

### *Alarma o reacción inicial al estrés*

Aquí se activan una serie de procesos de protección fisiológicos y psicológicos dentro del cuerpo (aumento en el suplido de oxígeno y sangre, al igual que el reclutamiento neural de los músculos que están trabajando).

En los entrenamientos de resistencia el cuerpo es forzado a adaptarse a mayores cantidades de fuerza en los huesos, músculos, tejidos conectivos y el sistema nervioso.

Al comienzo, la respuesta puede ser ineficiente pero después de un tiempo y aplicando los principios de progresión, el cuerpo responde a la demanda. Recuerda, que en esta etapa puedes experimentar dolor o incomodidad por unas 24 a 72 horas después de una rutina intensa de ejercicios. Esto ocurre porque no estás acostumbrado y se conoce como *Delayed-onset muscle soreness.*

### *Desarrollo de resistencia (Resistance Development Stage):*

En esta etapa el cuerpo aumenta su capacidad funcional para adaptarse al estrés o fuerza aplicada después de repetidas sesiones de entrenamiento.

### *Etapa de agotamiento (Exhaustion Stage):*

Se produce cuando se aplica estrés prolongado o intolerable, lo cual provoca un agotamiento o malestar al organismo. Cuando el estrés es demasiado puede producir una ruptura o lesión en el sistema, como:

- Fracturas por estrés
- Tensiones musculares
- Dolor en las articulaciones
- Fatiga emocional

Es importante que el entrenamiento de resistencia al igual que otros tipos de ejercicios como lo es el cardio, pasen por varias etapas que aumenten el estrés colocado sobre el organismo. De la misma forma deben permitir periodos de descanso y recuperación. Esto se conoce como **periodización**.

*OJO! El no seguir este proceso de periodización puede causar lesiones crónicas. Es por eso que muchas personas tienen miedo de realizar ejercicios de resistencia y dentro del mundo del fitness tiene mucha oposición.*

Es importante conocer el principio "SAID" *(Specific adaptation to imposed demans)*, el cual establece que el cuerpo se adaptará a las fuerzas o demandas específicas que se le apliquen. Por ejemplo, si una persona levanta pesas con mucho peso, producirá niveles más altos de fuerza. Por otro lado, si la persona levanta pesas más ligeras con muchas repeticiones, desarrollará niveles más altos de resistencia muscular.

A continuación, te presento los tres factores que se deben tener en cuenta en el proceso de adaptación durante el entrenamiento y un ejemplo aplicado para las personas cuya meta es lograr la reducción de la grasa corporal.

### Especificidad Mecánica

Se refiere al peso y los movimientos colocados en el cuerpo. El cuerpo quema más calorías cuando los movimientos son realizados estando de pie y usando pesas con peso moderado. Ejemplo, standing cable rows vs seated machine row.

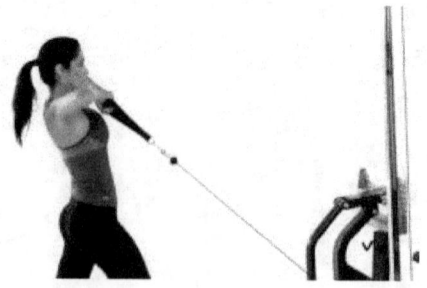

### *Especificidad Neuromuscular*

Se refiere a la velocidad de contracción y ejercicio seleccionado. El cuerpo quema más calorías cuando los músculos son usados por un periodo más largo en un ambiente controlado e inestable.

Ejemplo, single-leg dumbbell shoulder press vs seated machine shoulder press.

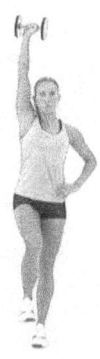

### *Especificidad Metabólica*

Se refiere a la demanda de energía colocada sobre el cuerpo.

Ejemplo, ejercicios de resistencia en forma de circuit training sin descanso entre sets.

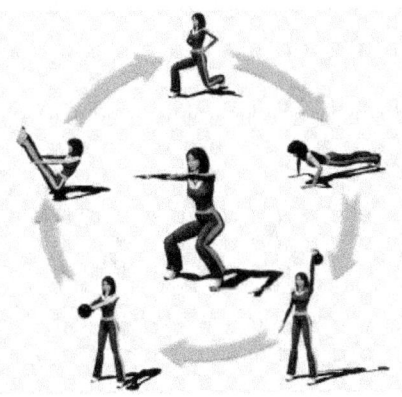

Al aplicar estos principios al programa de pérdida de peso, la persona debe desarrollar la mayoría de los ejercicios de pie y con pesas moderadas. Además, debe reclutar la mayoría de los músculos posibles durante la rutina y monitorear los períodos de descanso para quemar la mayor cantidad posible de grasa corporal.

Para obtener los resultados máximos deseados en tu rutina de ejercicios debes utilizar estos principios. Realizarlos de la forma **incorrecta** afectará el beneficio de tus entrenamientos.

## Modalidades de ejercicios de resistencia

El entrenamiento de resistencia tiene varias modalidades o sistemas diseñados para ofrecer diferentes resultados basados en las necesidades y metas de las personas. Entre los más comunes tenemos:

- **Sistema Sencillo:** Como su nombre lo indica, este sistema usa un solo set por ejercicio. Se aconseja dos veces por semana para promover el desarrollo y mantenimiento de masa muscular. También se recomienda para personas que están en un nivel básico o comenzando a ejercitarse.

 *¡Importante! Es recomendable que no levantes más cantidad del peso que puedes sostener. Así evitarás tener una dominancia sinérgica. Esto se presenta cuando los músculos secundarios*

*ayudan o compensan la debilidad de los músculos principales o posibles lesiones.*

- **Sistema Múltiple:** Se caracteriza por realizar múltiples sets por cada ejercicio. La resistencia (peso), sets y repeticiones se realizan de acuerdo a las metas y necesidades de la persona.

- **Sistema Pirámide:** Requiere un enfoque de progresión o regresión en cada set o disminución del peso en cada set. Ejemplo: Si la persona alza pesas con mucho peso, usualmente comienza con 10 a 12 repeticiones de peso liviano y luego aumenta la resistencia en el siguiente set hasta ir de una a dos repeticiones en cuatro a seis sets.

- **Sistema de Superset:** Utiliza dos ejercicios realizados en forma rápida y seguido uno del otro. Este entrenamiento tiene muchas variaciones, tales como dos ejercicios del mismo grupo de músculos seguido uno del otro.

Ejemplo: Usa el *bench press* seguido de push-ups para fatigar la musculatura del pecho. En este estilo se puede realizar dos, tres o más ejercicios. El beneficio o resultado será un aumento en la resistencia y en la hipertrofia *(aumento de la masa muscular).*

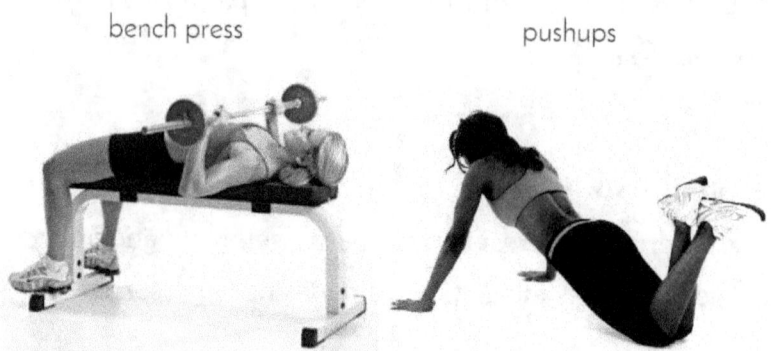

bench press

pushups

***En la foto de arriba vemos dos ejercicios con grupo de músculos antagonistas seguidos uno del otro.***

Ejemplo: chest y back o quadriceps y hamstring complex. Usualmente, se realizan de ocho a doce repeticiones sin descanso entre sets. Estos ejercicios son muy popular entre bobybuilders y puede ser de beneficio para lograr hipertrofia y resistencia muscular.

- **Sistema de Circuito:** Son una serie de ejercicios realizados individualmente uno seguido del otro con un descanso mínimo entre cada set. Se pueden hacer de uno a tres sets, con repeticiones de ocho a veinte y períodos cortos de descanso entre 15 a 60 segundos. Es ideal para personas con poco tiempo para entrenar y para aquellos que quieren alterar la composición corporal (adelgazar, tonificar y aumentar masa muscular)

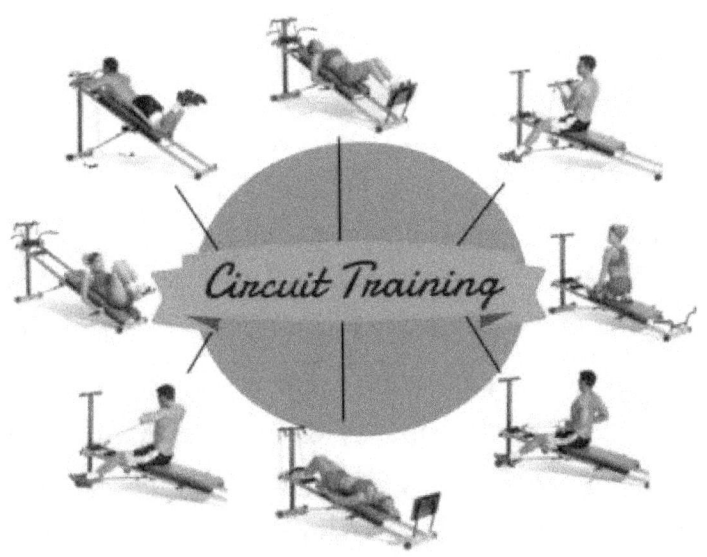

- **Sistema de Acción periférica:** *(Peripheral Heart Action System)* Es una variación del circuit training que alterna la parte superior y la inferior del cuerpo a través de un circuito o rutina. Este entrenamiento es excelente para la circulación porque distribuye el flujo de sangre entre las extremidades superiores e inferiores. Además, es ideal si quieres alterar tu composición corporal.

- **Sistema de Split Routine:** En este entrenamiento se divide el cuerpo en partes para ser trabajadas por días. Es usado mayormente por bodybuilders y atletas de resistencia. La clave es entrenar cada parte del cuerpo sólo una vez por semana. Ejemplo de ejercicios divididos en tres días:
  - lunes: pecho, hombros y triceps
  - miércoles: piernas
  - viernes: espalda y biceps

# Tipos de ejercicios de resistencia

Hay una gran variedad de ejercicios de resistencia que te pueden ayudar a crear fuerza. Puedes incorporar en tu programa una combinación de varios ejercicios de resistencia para maximizar esfuerzo para lograr mejores resultados en base a tus necesidades y metas. Esta planificación te dará la motivación para mantenerte fiel a tu entrenamiento.

El ejercicio de resistencia más utilizado tanto en lugares cerrados como espacios abiertos es la aplicación de fuerza con pesas libres (dumbbells, barbells), body weigh (peso corporal), máquinas y bandas.

### _Resistencia – Máquinas de entrenamiento:_

Es ideal para personas que están comenzando a entrenar en su primera semana para aclimatarse al ejercicio de resistencia antes de comenzar a utilizar los dumbbells. Durante el proceso de progresión se puede variar con la bola medicinal para hacer ejercicios y crear balance.

**_Ejemplo de la foto de abajo: Chest press machine, Dumbbells chest press y Stability ball dumbbell chest press._**

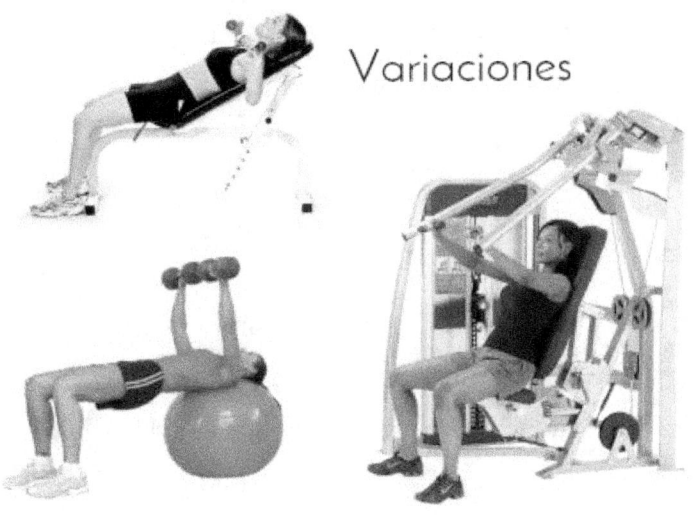

Variaciones

### _Pesas libres (Barbells and Dumbbells)_

Al realizar estos ejercicios vas a requerir más energía, por lo tanto quemas más calorías en un período corto.

Es ideal para las personas que están buscando alterar la composición del cuerpo (perder grasa y/o ganar fibra muscular).

### _Máquinas con cables_

Te ofrecen la libertad de entrenar al igual que las pesas, y se pueden adaptar para ofrecer resistencia a todas las partes del cuerpo.

Son efectivas en desarrollar estabilidad, endurecimiento muscular (tonificación), _hipertrofia_, fuerza y potencia. También fortalecen el core (centro del cuerpo, estructura formada por el lumbo-pelvic-hip complex (LPHC), la espalda baja, el abdomen y las caderas.

*Es importante mantener una buena postura para evitar lesiones.*

### Resistencia elástica

Se hace con tubos y bandas mayormente. Aunque este entrenamiento de resistencia no es ideal para desarrollar fuerza máxima, está demostrado que puede beneficiar en ayudar a mejorar la fuerza muscular y la resistencia. Es excelente para rehabilitación.

Al realizarse en diferentes planos de movimiento se logra alcanzar más beneficios que el ejercicio en un solo plano de movimiento. Voy a definir los tres planos de movimiento para que los puedas entender mejor:

- **Plano Sagital**: Divide el cuerpo en lado derecho e izquierdo. Sólo puedes hacer movimientos hacia al frente y hacia atrás (biceps, triceps, front lunge, running, walking, squat).
- **Plano Frontal**: Divide el cuerpo en el lado del frente y lado de atrás. Sólo puedes hacer movimientos a los lados (side lunge, side lateral raise, side shuffle).
- **Plano Transversal**: Divide el cuerpo en el lado de arriba y lado de abajo. Sólo puedes hacer movimientos de rotación (golfing, swinging a bat, trunk rotation).

La ventaja del movimiento multi-planar se extiende más allá de tener sólo un cuerpo más fuerte y funcional ya que estos ejercicios también pueden mejorar la eficiencia neurológica.

Estudios han demostrado que el movimiento multi-direccional también fortalece la conexión del cuerpo entre el cerebro y los músculos, mejorando el sistema nervioso. Eso se debe a que cuando se realiza ejercicio multi-planar tenemos que reducir la velocidad y ser más conscientes del movimiento con el fin de llevarlo a cabo adecuadamente.

## *Balón medicinal*

Es un balón relleno de material pesado que sirve para hacer ciertos ejercicios físicos de rehabilitación o desarrollo muscular.

Los movimientos explosivos con el balón medicinal en conjunto con el entrenamiento de resistencia son efectivos en mejorar la velocidad de movimiento y otros factores claves en los deportes de desempeño.

## *Kettlebell*

Éste se diferencia de un dumbbell, barbell o balón medicinal porque el centro de la masa está en el lado opuesto al agarre.

Se requiere más fuerza y coordinación, además de incrementar el reclutamiento de los músculos estabilizadores y primarios simultáneamente durante un movimiento en particular.

## *Body weight (peso corporal)*

No se requiere ningún instrumento adicional como los anteriores. La fuerza del propio cuerpo de la persona junto con la gravedad provee la resistencia para el movimiento.

Ejemplo: push-ups, body weight squats y sit-ups. Es ideal para ejercicios del core, balance y polimétricos.

### Suspensión del peso corporal

Comúnmente se les llaman suspensión TRX. Se caracterizan porque las manos o los pies están sujetados por un sólo punto de anclaje mientras la otra parte del cuerpo está sobre el piso.

Es ideal para enseñar patrones de movimiento, mejorar estabilidad y fuerza en el "core" o tronco del cuerpo en adición a los beneficios *metabólicos*.

### Bolas de estabilidad

Conocidas como swiss balls. Son utilizadas principalmente tanto para crear demanda por estabilidad durante el ejercicio, como también para forzar posturas correctas durante movimientos de sentadillas (*squats*).

El uso apropiado de las bolas de estabilidad permite desarrollar fuerza y estabilidad de la musculatura del tronco del cuerpo (*core*). Es ideal para personas con limitaciones ortopédicas o para ayudar a superar el dolor crónico lumbar.

### Bola Bosu

Su uso ofrece la habilidad de aumentar la intensidad del ejercicio al disminuir la estabilidad. A diferencia de la bola de estabilidad, la bola bosu es relativamente segura al pararse sobre ella.

Tiene dos caras, una plana y otra redonda, y puedes utilizarla por ambos lados, dependiendo de los ejercicios que se necesitan practicar. Por lo tanto, es un instrumento práctico con el cual puedes entrenar para crear balance y estabilidad en las caderas.

## ¿Para quién es el ejercicio de resistencia?

El entrenamiento de resistencia tiene grandes beneficios físicos como el aumento de la fibra muscular, aumento en resistencia, fortalecimiento y reducción de la grasa corporal, entre otros. También puede ser utilizado a nivel terapéutico para el mantenimiento y rehabilitación de desórdenes músculos esqueléticos, cardiovasculares y neurológicos.

Por otro lado, *se ha demostrado que el entrenamiento con pesas puede causar fuertes lesiones a las personas y llegar a ser crónicas.*

 ***OJO! No quiero crearte confusión.*** *Lo que esto significa es que el entrenamiento de resistencia es excelente para tu salud. Sin embargo, el no realizarlo adecuadamente puede causar daños a corto y largo plazo.*

Entre los errores más comunes que causan las lesiones crónicas tenemos:

- Utilizar bandas de mala calidad o de poca resistencia que pueden romperse y causar lesiones en la cara y cicatrices en la piel. Si realizas un movimiento brusco con la banda durante el ejercicio puedes provocar *distensión muscular*. Esto es cuando músculo es sometido a estiramientos exagerados y se desgarra. El famoso "tirón muscular". Además, si la banda está sujeta a una barra u otro tipo de sostén, esta conexión puede romperse y causar lesiones corporales.

- Omitir el proceso de periodización *(dividir el programa de entrenamiento en etapas más pequeñas y progresivas)*.

Por ejemplo, si eres nuevo entrenando físicamente, comienza lento con incrementos en el peso y la duración. También puedes empezar trabajando un sólo músculo y luego proseguir a los grupos de músculos aumentando la complejidad de la rutina que desarrolles.

- La única forma de avanzar con el *barbell training* es aumentando el peso en la barra. Al levantar cargas pesadas el cuerpo se coloca bajo un estrés extremo porque logra comprimir las articulaciones. Si se hace con regularidad sin descomprimirlas o liberar la tensión alrededor de cada articulación, se provocarán lesiones.
- Posturas y movimientos inadecuados durante el entrenamiento. Por ejemplo, encorvar la espalda, tensionar el cuello y los hombros. No utilizar los músculos adecuados lo cual crea una sobrecarga a otros músculos.
- Omitir ejercicios de flexibilidad y estiramiento antes y después del entrenamiento de resistencia puede causar lesiones serias, tales como: desequilibrio muscular *(causado por malas posturas)*, *disfunción en las articulares* y lesiones por el uso excesivo.

# Lo que no quieren que sepas del ejercicio de resistencia

Quiero que analices dos datos curiosos que te harán pensar. **El primero dato** es que el control de peso es una industria millonaria, mira estas estadísticas de la *Organización Mundial de la Salud*:

- Desde 1980, la obesidad se ha doblado en todo el mundo.
- En 2014, más de 1900 millones de adultos de 18 o más años tenían sobrepeso, de los cuales, más de 600 millones eran obesos.
- En 2014, el 39% de las personas adultas de 18 o más años tenían sobrepeso, y el 13% eran obesas.
- La mayoría de la población mundial vive en países donde el sobrepeso y la obesidad cobran más vidas que otras enfermedades juntas.
- En 2013, más de 42 millones de niños menores de cinco años tenían sobrepeso.
- La obesidad puede prevenirse.

*El Indice de Masa Corporal (IMC) mide el contenido de grasa corporal en relación a la estatura y el peso que presentan tanto los hombres como las mujeres. Haz clic al enlace para calcular tu IMC y compara tus resultados para saber cuál es tu porciento de masa corporal:*

- **Peso normal**: *BMI de 18.5 a 24.9%*
- **Sobrepeso**: *BMI de 25 a 29.9%*
- **Obeso**: *BMI de 30% o más*

**El segundo dato** es que a medida que pasan los años y vamos envejeciendo se nos hace más difícil adelgazar. Cuando éramos jóvenes podíamos comer de todo y no engordábamos.

Esto se debe a que el ser humano después de los 25 años como promedio comenzamos a perder 0.5 libras de músculo por año. En adición, **ganamos una libra de grasa por cada año que pasa.** Si lo ves a nivel individual, 1/2 libra de músculo se ve insignificante, pero presta atención a esta ecuación:

- 10 años equivalen a 5 libras de músculo perdido y 10 libras de grasa ganada.
- 20 años equivalen a 10 libras de músculo perdido y 20 libras de grasa ganada.

Por lo tanto, al perder masa muscular y aumentar la grasa corporal el metabolismo se vuelve más lento, la resistencia y la energía bajan. Como consecuencia, nuestro estilo de vida es menos activo y comienzan a aparecer lesiones y condiciones crónicas con la llegada del envejecimiento prematuro.

La mayoría de las dietas y programas de control de peso en el mercado no resultan siempre efectivas y traen efectos secundarios porque se enfocan **sólo en perder peso**. *¡El engaño más común!*

De hecho, hay un sin fin de personas que han perdido muchas libras en corto tiempo, y lo que la mayoría no sabe es que aproximadamente un 25% de lo perdido es en fibra muscular y en agua. Este proceso puede llegar a disminuir el metabolismo hasta un 30%. Claro, pero eso no te lo van a decir.

Probablemente porque no les conviene o quien te vende los productos o servicios no lo sabe.

Como consecuencia, la persona termina recuperando las libras que perdió y en muchos casos aumentando más libras que el peso inicial cuando se comenzó. Esto es lo que conocemos como el efecto "*yo-yo*". ¿Te suena familiar?

Además, por la falta de agua corren el riesgo de comenzar a padecer condiciones en los riñones y otros órganos vitales del cuerpo. En otras palabras, **tienes el cuerpo en una crisis total**, pero no lo ves porque todo ocurre debajo de tu piel y de tu esqueleto. Sólo ves que estás rebajando y te sientes feliz. Lo que no sabes es el precio que estás pagando por hacerlo de la forma incorrecta.

*La clave es revertir el proceso de envejecimiento prematuro, aumentando el porciento de fibra muscular y disminuyendo el porciento de grasa en el cuerpo. En otras palabras, convertir tu cuerpo en una máquina quemadora de grasa.*

Cuando aumentamos la masa muscular a través de los ejercicios de resistencia nuestro cuerpo se convierte en una máquina quemadora de grasa. Lo mejor es que no sólo quemamos grasa durante el ejercicio sino durante el resto del día porque nuestro metabolismo está activado y lleno de energía.

Mira estos datos:

- 1 libra de músculo quema aproximadamente de 35 a 50 calorías al día.
- 1 libra de grasa quema aproximadamente 2 calorías al día.

Si al programa de entrenamiento de resistencia se le agrega una nutrición balanceada, vas a lograr mejores resultados a corto y largo plazo, y sin sacrificios, privaciones, estrés, el contar calorías o estar metido en el gimnasio todos los días por largas horas.

# Cardio o Resistencia. ¿Cuál es mejor para adelgazar?

Existe una gran controversia sobre estos dos tipos de entrenamientos. De hecho, los estudios realizados en ambas formas de entrenar provocan confusión. Esto es sin dejar a un lado la presión de los medios y compañías que de alguna forma u otra se lucran de la industria de control de peso y de tus ganas de verte bien. Es por esta confusión que decidí definir cada uno de los dos entrenamientos, sus variantes, beneficios y los posibles efectos adversos de cada uno.

Antes de dar un **veredicto final**, debemos tener en cuenta otros factores, aparte de la efectividad y la seguridad al momento de seguir un programa de ejercicios:

- **Frecuencia**: Es el número de secciones de entrenamiento en un tiempo determinado. Usualmente, se expresa en una semana. Para mantener una buena salud se recomienda ejercitarse todos los días por unos 20 minutos. Ejemplo, caminata moderada. Para niveles más óptimos, se recomienda de 3 a 5 días por semana a una intensidad más alta. Ejemplo, "jogging" o correr.

- **Intensidad**: Es el nivel de demanda que la actividad o ejercicio coloca sobre el cuerpo. Una forma sencilla de saber si la persona está a una intensidad adecuada es si puede hablar cómodamente durante el ejercicio.

- **Tiempo**: Es el tiempo que la persona se compromete en dicha actividad o ejercicio. Como mencioné al principio, un adulto debería realizar 2.5 horas (150 minutos) de moderada-alta intensidad de actividad aeróbica semanal. *Ejemplo: brisk walking o caminar a paso ligero.*

  Otra alternativa sería, 1 hora y 15 minutos (75 minutos) de vigorosa intensidad aeróbica. *Ejemplo: jogging o walking por semana.*

- **Tipo**: Es el modo o tipo de actividad o ejercicio que se compromete a realizar. Ejemplo: cycling, running, walking, swimming.

- **Disfrute**: Es la cantidad de placer que se percibe al realizar la actividad física. Esta es la última pero una de las más importantes porque si realizas una actividad que no disfrutas y la encuentras aburrida o representa castigo o sacrificio, lo más probable es que no le seas fiel y termines dejándola antes de alcanzar tu meta.

---

*La clave es seleccionar una actividad que vaya con tu personalidad, gusto y estilo de vida.*

*Por ejemplo, si te gustan las actividades al aire libre escoge ejercicios en espacios abiertos. Si no te gustan las actividades al aire libre o estás corto de tiempo realiza rutinas de ejercicios en el gimnasio o desde tu casa.*

---

Por otro lado, debemos considerar estudios que han creado confusión entre los beneficios y desventajas del cardio y la resistencia. Por ejemplo, encontramos el estudio *The Journal of Applied Physiology* publicado en el 2012 que observó los efectos del entrenamiento aeróbico y de resistencia en la masa corporal y la masa grasa en adultos con sobrepeso u obesidad. Concluyó lo siguiente:

*"Un programa combinado de entrenamiento aeróbico y resistencia no resultó en significante reducción de grasa corporal o fibra muscular por encima del entrenamiento aeróbico sólo".*

Estos estudios se han hecho en un período de tiempo corto, por lo cual le dan más beneficios a los ejercicios aeróbicos o cardio. Se queman más calorías en menos cantidad de tiempo. Eso es cierto. Sin embargo, la clave para adelgazar en forma continua es quemar la grasa corporal y no tanto la quema de las calorías.

En otras palabras, si haces ejercicios de resistencia estás desarrollando fibra muscular, la cual elimina la grasa del cuerpo y puede quemar más calorías durante todo un día que una hora de cardio.

En muchos casos las personas no necesitan realizar ejercicios cardio extenuantes y por largas horas para adelgazar o perder grasa, simplemente necesitan comer menos calorías para crear déficit calórico. En el artículo *¿Cómo funciona la energía de tu cuerpo?,* explico cómo trabaja la energía de tu cuerpo y como manejarla para bajar de peso.

Después de analizar los ejercicios cardio y de resistencia detenidamente puedo concluir que:

## Entrenamiento de Resistencia + Nutrición Balanceada = Pérdida de Grasa sin Pérdida de Músculo

Recuerda, cualquier actividad física que realices va a tener efecto positivo en tu salud y bienestar. Si tu meta es adelgazar, puedes realizar entrenamientos de resistencia, en especial en forma de circuitos, en vez de optar sólo por ejercicios cardio. El cardio te va a ayudar a perder peso pero también tienes posibilidades de reducir músculos.

Más que pensar en realizar mucha cantidad de ejercicios cardio, mejor presta atención a tu alimentación para acelerar tus resultados y **mantenerlos,** una vez los consigas.

En cuanto al ejercicio de resistencia o de pesas, no sólo te permite quemar grasa durante el entrenamiento sino **por el resto del día**. Literalmente, tu cuerpo se convierte en una **máquina quemadora de grasa**. Cuando pones tu cuerpo a trabajar para tí, él te ayudará a obtener resultados permanentes.

# Nutrición - El ingrediente principal

El compromiso que tengas con tus actividades físicas, el tener una buena nutrición en conjunto con otras opciones saludables, podrá lograr alterar la forma en cómo se exprese tu código genético (DNA).

 *Los genes establecen lo que podrías ser. Pero tu estilo de vida determina en lo que realmente te conviertes.*

El cuerpo humano es muy complejo. Se necesitan muchos mecanismos funcionando a la vez para mantenerlo en forma y saludable. Esto quiere decir que es necesario un enfoque multi-funcional para lograr la pérdida de grasa eficiente. La clave es:

**80% es nutrición y 20% es ejercicios o actividad física**

Por lo tanto, si eres una persona que te fascina hacer ejercicios o tienes un estilo de vida activo pero no cuidas lo que comes, no tendrás los resultados que deseas.

Conozco personas que contratan entrenadores físicos, compran membresías de gimnasios o hacen ejercicios por sí mismos pero no logran adelgazar nada, por el contrario suben de peso. Cuando les pregunto sobre su alimentación me doy cuenta que la falla es la falta de una buena nutrición. Saltan comidas, no velan las porciones, no están pendiente a lo que se meten a la boca y cambian de dieta constantemente.

*No pretendas hacer ejercicios y después comerte un plato grande de pasta con salsa Alfredo y una pinta de helado de postre para luego decir que el esfuerzo no valió la pena.*

*Tampoco vayas a un fast food y pidas una hamburguesa triple carne con queso de plástico en **combo agrandado** con papitas fritas y luego un refresco de "dieta".*

**¡Si lo haces no culpes a nadie!**

Es importante que reconozcas dónde estás fallando y entender conceptos básicos de nutrición. Es imprescindible conocer cómo puedes lograr una alimentación balanceada que te ayuda a adelgazar perdiendo grasa y a la vez puedas aumentar fibra muscular.

***Nota:*** *La nutrición se define como el proceso por el cual un organismo vivo asimila la comida, la utiliza para su crecimiento y lograr cualquier reparación en su cuerpo.*

Muchos problemas de salud se pueden prevenir o aliviar con una dieta o alimentación balanceada. La misma debe consistir de tres elementos:

- **Macronutrientes**: Se necesitan en grandes cantidades (carbohidratos, proteínas y grasas)

- **Micronutrientes**: Se necesitan en pequeñas cantidades (vitaminas y minerales)
- **Agua**: Tu salvavidas para evitar que te ahogues en residuos acumulados por la mala alimentación (hay gente que adelgaza solo aumentando la ingesta)

## 1. Macronutrientes – la esencia de tu alimentación

### *Carbohidratos*

Los carbohidratos pueden ser simples y complejos. Todos los carbohidratos están formados de carbón, hidrógeno y oxígeno para proveer energía y ayudar a las células a trabajar eficientemente. Se recomienda de 45% a 65% del total de las calorías consumidas.

*Valor de energía*: 4 kcal/gm (caloría por gramo)

- **Carbohidratos simples**: Incluyen azúcar encontrada en las frutas, vegetales, leche y sus derivados.

*OJO! No confundas carbohidratos simples con refinados. Los simples están en su estado natural y los refinados han sido alterados o procesados.*

- **Carbohidratos complejos**: Incluyen almidones y fibra.
  - *Almidones*: Tienen que ser desintegrados a través del sistema digestivo incluyendo el intestino delgado antes de ser utilizados como fuente de energía. Se tardan más en digerir y producen fuente de energía o glucosa más lentamente. *Ejemplos*: Granos enteros, pasta integral, espinaca, papas.

  - *Fibra*: Puede ser soluble o insoluble. La fibra soluble es disuelta en agua y forma un gel en el tracto digestivo. Ayuda a moderar los niveles de glucosa, y a bajar el colesterol. Ejemplo de fuentes de fibra soluble: avena, nueces, semillas, leguminosas (lentejas, guisantes y habas), cebada y muchas frutas y vegetales crudos, como: manzanas, naranjas y zanahorias.

    La fibra insoluble no se absorve ni se disuelve en agua. Para por el tracto digestivo en su forma original. Reduce el riesgo de cancer de colón, hemorroides y constipación. Ejemplo de fuentes de fibra insoluble: salvado de trigo, avena, pan de trigo integral, frutos secos y frutas deshidratadas: nueces, pistachos, dátiles y cacahuates.

## Proteínas

Es un nutriente esencial para construir músculo, reparar la piel y fortalecer los huesos. Está formada de una cadena de aminoácidos: esenciales y no esenciales. Ejemplo: carnes, pollo, pescado (ácidos grasos omega 3), leguminosas, nueces y leche.

*Valor de energía*: 4 kcal/gm (caloría por gramo)

## Grasas

Pueden ser de dos tipos: saturadas e insaturadas. Suministran energía, precursoras de las hormonas y proveen insulación a los órganos. Se recomienda de 20% a 30% del total de calorías consumidas.

*Valor de energía*: 9 kcal/gm (caloría por gramo)

- Saturadas: Derivadas de los animales. Su consumo debe ser menos del 10%.
- Insaturadas : Son de dos tipos:
  - *Monoinsaturadas y polinsaturadas*: Son grasas saludables. Vienen de las plantas. Ejemplo: aguacate, nueces, aceitunas, aceite de canola.
  - *Trans-fats:* Vienen de los snacks, mantequillas, productos horneados.

## 2. Micronutrientes - los pequeños gigantes

### Vitaminas y minerales

Las vitaminas son compuestos orgánicos derivados de las plantas y animales. Los minerales son compuestos inorgánicos que vienen directamente de la tierra.

Nuestro cuerpo las utiliza para realizar funciones básicas para vivir, tales como:

- Ayudar a promover crecimiento, desarrollo y apoyo al sistema inmunológico
- Ayudar al cuerpo a convertir comida en energía

## 3. Agua – tu salvavidas

El agua es un elemento esencial para mantener nuestras vidas. La podemos encontrar en cada célula, tejido y órgano de nuestro cuerpo. El cuerpo humano se compone de un 75 % de agua al nacer y cerca del 60 % en la edad adulta. Este elemento vital cumple funciones específicas, por lo que se aconseja consumir al menos dos litros de agua al día.

El consumo de agua es necesario para reemplazar lo que el cuerpo pierde a través de sus funciones básicas. La falta de agua produce deshidratación, la cual puede producir fatiga y eliminar la energía.

Además de hidratarte, el agua te ayuda a desintoxicar tu cuerpo de los residuos acumulados que son filtrados en los riñones a través de la orina con la ayuda del agua.

Otro gran beneficio del agua es que funciona como un termómetro, ya que regula la temperatura corporal por medio del intercambio de calor en forma de transpiración.

Por último, y no menos importante, además de ayudar a tu sistema digestivo, también sirve como un amortiguador protegiendo las articulaciones y la columna vertebral de posibles traumatismos.

*Recuerda que el consumo de agua jamás puede ser reemplazado por jugos, bebidas energizantes, carbonatadas u otro tipo de líquidos. De hecho, una de las razones por la cual las personas no adelgazan, aun haciendo ejercicios y con una alimentación balanceada, es por no consumir suficiente o agua.*

**No lo olvides: ¡Agua es Agua!**

## El ABC de la nutrición

Muchos programas de entrenamiento, dietas y otras actividades diseñadas para apoyar a las personas a adelgazar tienen mala reputación porque no se les educa a cómo tener una buena nutrición. Si tienes la meta de perder grasa y aumentar tu fibra muscular, lo primero que tienes que hacer es ejercitar el músculo de tu mente. En otras palabras, **crear conciencia de todo lo que colocas en tu boca.**

*A veces queremos adelgazar porque tenemos una meta en específico como vernos bien para un cumpleaños, para el verano, una reunión de clase graduanda, para año nuevo, una boda o para conquistar un amor. Eso está bien porque te da estímulo.*

Estas recomendaciones te ayudarán a lograr la meta de adelgazar y a tonificar en forma permanente:

- Al levantarte por la mañana toma uno o dos vasos de agua en ayuna, preferiblemente con limón para alcalinizar tu cuerpo y preparar tus órganos para las funciones básicas del día.

- Realiza ejercicios por la mañana con tu cuerpo en ayuna para que pueda utilizar la grasa almacenada en vez de utilizar la energía de lo que has comido. Si no puedes, desayuna algo ligero y espera 25 minutos.

- Elimina o disminuye malos hábitos, tales como: alcohol, café, cigarrillo, gaseosas, comidas fritas o empanadas, azúcar refinada, productos procesados, con colorantes o sabores artificiales, enlatados y conservados.

- Sustituye leche entera por leche baja en grasa, sin lactosa, de soya o almendra.

- Evita tomar agua u otros líquidos con las comidas, ya que al permanecer la comida sólida, el cuerpo tiene que consumir más energía para procesarla. Además, al tener que masticar repetidas veces sin líquidos, puedes comer lentamente y saborear mejor la comida. Al hacerlo de esta manera sientes llenura más rápido y terminarás comiendo menos. Lo ideal es tomar agua unos 30 minutos antes o 45 minutos a una hora después de las comidas.

- Cuida las combinaciones de comida. Es uno de los errores más comunes.

*"Muchas veces nos curamos más por lo que sale de nuestro cuerpo, que por lo que entra en él"*

### Doctor *Josep Masdeu*

- No combines frutas y verduras en la misma comida.
- No comas postre después de una comida, porque se fermenta, genera gases y perturba el estómago. Es mejor comerlos solos, media tarde, con una infusión suave. El Dr. Masdeu aconseja estas combinaciones:

## Ejemplos de buenas combinaciones

Proteína + verduras = carne o pescado con verduras.

Hidrato carbono + verduras = arroz o pasta con verduras.

Hidrato de carbono + grasa = pasta con aceite de oliva.

## Ejemplos de malas combinaciones

Proteína + proteína = carne y beber leche.

Proteína + hidrato carbono = carne con patatas, pasta con queso.

Hidrato de carbono + ácido = pasta con tomate frito.

Hidrato de carbono + azúcar = pan con mermelada o cereales con azúcar.

Grasa + proteína concentrada = carne con grasa, o mantequilla.

Proteínas + almidones = pan con queso, carne con patatas, pollo con arroz.

- Debes dormir unas siete a ocho horas ya que durante este período tu cuerpo está en el proceso de reparación y crecimiento de tejidos. Esta es una de las causas principales por la cual muchas personas no adelgazan y sobre todo no aumentan su fibra muscular.

*__Esta es la forma en que debe estar distribuido tu plato de comida__*

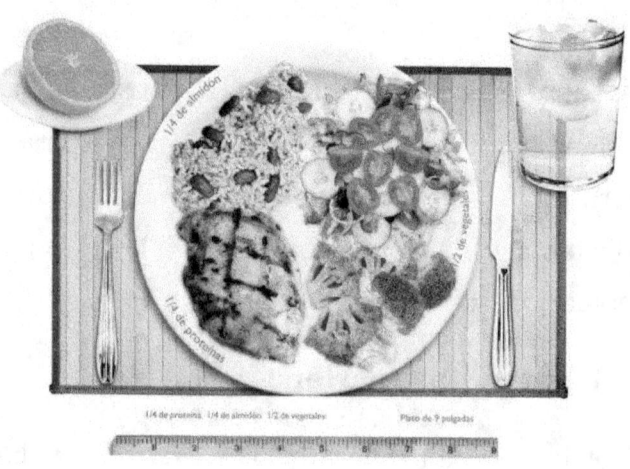

Dale prioridad a tu alimentación. Así como inviertes dinero en comprarte unos buenos zapatos, ropa, muebles, carro o equipos electrónicos, invierte mejor en alimentarte bien.

***Tu cuerpo es tu templo y como lo alimentes y lo trates es que te responderá cuando llegues a los famosos ta! (40, 50, 60 años de edad) Un cuerpo enfermo cuesta más...***

La gran pregunta, las comidas fuera de casa: *¿Qué puedes hacer para no pecar?*

La respuesta es: aprender el tamaño de las porciones. Si estás acostumbrado a pesar las comidas, debes prestar atención al tamaño de las porciones. Por ejemplo, debes familiarizarte con la imagen de la pechuga de pollo de 6 onzas. Al pedir pollo (si comes carne) podrás estimar la cantidad adecuada de proteínas que estás consumiendo. Usualmente, las carnes aparecen en el menú por onzas.

Si tienes duda, pregunta al personal de los restaurantes, ya que ellos están familiarizados con el tamaño de las porciones. Otra solución es que la carne o proteína que ingieras debe cubrir sólo la palma de tu mano. No necesitamos tanta proteína como se comercializa por ahí. De hecho, hay mucha proteína que la puedes obtener de los vegetales.

# Entrenando tu mente

## No dejes que esto te pase a ti:

*Un niño fue a una función de circo, y vio que tenían a un elefante atado por el pie.*

*El niño le pregunto a su papá. -¿Por qué si el elefante es tan fuerte, no se escapa?, el papá le contesto —Porque ha sido educado toda su vida de esa forma.*

*Pero el niño no muy convencido por esa respuesta, siguió preguntando a otras personas hasta que encontró la respuesta correcta: —El elefante no escapa porque piensa que no puede.- ¿Pero cómo un elefante puede llegar a pensar que no puede si sabe lo fuerte que es?, pregunto de regreso. —Porque de pequeño, el elefante intento escapar, su fuerza no era tanta para romper la cuerda y no lo logro.*

*Si una vez no lo logró el piensa que jamás lo logrará y por eso nunca lo vuelve a intentar.*

## ¿Sabes cuál es el obstáculo número uno?

¡Tus hábitos! Si estas insatisfecho/a con tus resultados, si no has logrado lo que deseas o quieres alcanzar algo y te sientes incapaz, puede ser un buen momento para *preguntarte si tus hábitos y tus pensamientos son los que te* tienen en estanque o son los que te llevarán a dónde quieres llegar. Recuerda que tu mente es el capitán del barco llamado: ¡TU VIDA!

## ¡Tienes que saber para dónde vas y qué ruta tomarás!

Hace unos meses leí un libro muy interesante de _Peter Voogd_ donde comentaba lo siguiente. Hay dos tipos de personas en este mundo maravilloso en el que vivimos: aquellos que harán lo que tengan que hacer para llegar a lograr sus sueños y el resto del mundo. _¿Cuál eres?_
Lo que más me impactó de este libro es la frase:

**Las personas que van a ser imparables en los próximos dos a cinco años tienen una visión de vivir la vida muy diferente a lo que hace la gente común.**

Menciona que la visión no es suficiente. Puedes saber lo que quieres y sentirte bien con lo que quieres lograr, como menciona el famoso libro _El Secreto_. Sin embargo si lo que haces a diario no va alineado con lo que quieres lograr, pues, bájate de ese barco porque por ahí jamás vas a llegar.

## _Cambia tus hábitos y tu vida cambiará_

A mí no me importa en qué situación estás ahora mismo o qué te hizo llegar a dónde estás con tu físico y con tu mente. Tu pasado no tiene que ver nada con el rumbo que tomarás de ahora en adelante. Mañana estarás en el lugar que sembraste hoy. La clave es en cómo tú decidas responder a lo que te pasa, y tú respondes según los hábitos que has creado en tu vida.

Todos vivimos atados a los hábitos. Son como cordones umbilicales invisibles de las que creemos no podemos escapar ya que los hábitos definen lo que somos. Un hábito es una acción que repites tantas veces que se vuelve inconsciente. *¿Cuándo fue la última vez que reflexionaste sobre los hábitos que tienes?*

Escucho tantas personas a mi alrededor decir que van a mejorar, que van a hacer esto y aquello. No hablo solo en la parte de salud, sino también en sus estilos de vida, en sus relaciones, en manejar sus emociones, entre otros. Comentan con mucha firmeza que van a elevar sus expectativas, hacen estrategias y los ves entusiasmados. Esto suele pasar a principios de año. De pronto, cuando haces un seguimiento en sus resultados, te das cuenta que están haciendo exactamente lo mismo que hacían en el pasado.

Y te preguntas, *¿pero esta persona no estaba súper segura que iba a hacer ejercicios tres veces en semana, que iba a mejorar su alimentación? ¿Qué pasó?*

Cada vez que quieras realizar un cambio genuino en tu vida, tienes que recordar que el hábito, ya sea bueno o malo, **comienza con decisiones simples que has hecho por un tiempo determinado.** Luego la repites tantas veces que se vuelven automáticas y terminas perdiendo la voluntad de hacer decisiones sobre eso que quieres cambiar. Al lograr que se automaticen en tu mente, tienes que asegurarte que sea un hábito bueno.

Ahora, ¿qué pasa si tienes un hábito que no es bueno? Lo interesante es que el proceso es reversible y lo puedes modificar. Toma tiempo pero todo está en empezar. **NO esperes a que te venga la inspiración para formular un nuevo hábito**. Te quedarás esperando si piensas que es así. Tú formulas el hábito y luego viene la inspiración. Empiezas a inspirarte y a motivarte porque ves que tienes la fuerza de voluntad que creías perdida.

Ahí es que viene lo bueno porque ya tienes el hábito formado, la inspiración te llegó y empiezas a dar saltos cuánticos hacia tu meta. ¡Esas son las grandes historias de éxito! ¿Quieres ser una de ellas? ¡Ya sabes que hacer!

Uno de los mayores problemas que tenemos es conseguir la suficiente voluntad para cumplir el entrenamiento de lo que vas a cambiar. Ya sabes que vienen las tentaciones y por eso es que se debe trabajar con la mente antes que con el físico.

Si realmente quieres adelgazar y crear un cambio duradero, el único que se interpone en tu camino es el bendito HÁBITO. La buena noticia es que tú puedes manejar los impulsos de comer alimentos chatarras, dejar de fumar, de acabar de ponerte los tenis e irte a hacer ejercicios, dejar de comerte las uñas, de tomar tanto café o alcohol, de levantarte temprano, etc.

En fin, puedes retomar el control de tu físico con estos cuatro pasos pilares de las personas que son eficaces manteniendo su peso ideal.

# Los 4 pilares

### 1. Conoce tu rumbo:

*¿Qué quieres lograr? ¿Cómo? ¿Cuándo? Define* el rumbo de tu vida. Es un punto de partida para entrenar tu mente de forma tal que te lleve directamente a alcanzar tus metas. Pero no te sientas mal si no encuentras la respuesta en forma clara. *Continúa haciendo preguntas hasta que consigas una contestación de tu ser.*

### 2. Interrumpe tus patrones limitantes:

Se te hace familiar la frase... *¿Es que yo soy así?* o Es que yo soy de huesos grandes.

Esa expresión viene de lo que poco a poco has construido con tus hábitos y creencias y es el que te ha dirigido dónde estás ahora. Einstein decía: *"Si buscas resultados distintos, no hagas siempre lo mismo"*. En otras palabras, es querer un cambio pero mantener los patrones que te frenan para lograr tus objetivos. Descubre el patrón que se repite e interrúmpelo, e investiga qué puedes cambiar.

Por ejemplo, cuando te vuelves más consciente de lo que comes (cómo y cuándo se come) o de las veces que te ejercitas es que puedes romper el estado donde estás.

Ponte en alerta. Un ejemplo es llevar un diario de lo que comes. Hay muchas aplicaciones en la Internet que pueden ayudarte a llevar una agenda digital.

### 3. Crear un nuevo modelo de empoderamiento:

Comienza a notar pequeños cambios en cómo te sientes cuando no estás pendiente a la comida chatarra o cuando te ejercitas.

Observa que lo bien que te sientes y cómo elevas tus niveles de energía. Esta forma de medir tu progreso reemplaza tus viejos hábitos limitantes.

Incluye un nuevo pensamiento de que puedes seleccionar una comida más saludable cuando decides comer o vas al supermercado. A su vez, piensa en lo bien que te hace sentir, en la energía que te da, etc.

### 4. Condiciona el nuevo hábito:

La próxima vez que tengas unas ansias de comerte algo no muy saludable, observa la cantidad de energía que le dedicas a esa emoción. Réstale esa energía y enfócala a una comida rica en nutrientes. Dale la misma intensidad que le quitaste a la comida chatarra en la que pensabas hace un minuto. Piensa en cómo tus órganos, tu cuerpo, tu piel se beneficiará. Haz una foto viva en tu mente.

Repite este paso una y otra vez, en la misma proporción que lo hacías con aquello que quieres cambiar. Si es en el ejercicio, imagínate tu cuerpo oxigenado y energizado después de una sección de entrenamiento.

La próxima vez que te encuentres dominado(a) por los alimentos, por la vagancia de no hacer ejercicios o por una falta de motivación, utiliza estos tres pasos y antes de que te des cuenta te sentirás con más vida, con energía y feliz. Pero tienes que ser consistente. **NO es algo de hacer una sola vez por fiebre o emoción**.

No se trata sólo de obtener el cuerpo que te mereces, sino de liberarte del dolor y la frustración de no poder controlar algo que has creado. Estarás en plena libertad de conflictos internos y patrones destructivos que muchas veces nos llevan hasta la depresión.

# En conclusión, ¿*Cuáles son tus opciones?*

La industria del control de peso ha estado muy feliz por varias décadas vendiéndonos trotadoras, membresías de gimnasios, elípticas y todas sus variaciones.

Nos metemos 60 minutos de cardio y la industria de comidas termina haciendo dinero porque nuestro cuerpo requiere consumir más comida. La ecuación es: mayor cantidad de cardio, más queremos comer.

Estamos claros que necesitamos tener una vida activa para vivir más saludables. El correr bicicletas, trotar, nadar y caminar son ejercicios básicos y que deben estar en cualquier régimen de entrenamiento o de estilo de vida.

Estas actividades son excelentes cuando comienzas con una rutina y nunca has hecho ejercicios, para bajar el estrés o relajarte, entre los muchos de sus beneficios, pero estas actividades no siempre son las mejores para lograr cambios significativos en tu composición corporal.

A veces se piensa que realizando actividades cardio por un tiempo largo se logra más, pero no es así. Esto sugiere que la cantidad de calorías que tu pierdes en una rutina de cardio NO ES IGUAL a la cantidad de grasa perdida. Es aquí la gran confusión y la toma de pelos de todos estos programas.

Sí reconozco que es necesario hacer actividades cardio como parte de tu programa de adelgazar porque acelera el proceso de bajar grasa al quemar calorías, pero el que pierdas calorías es determinado mayormente por la ingesta de calorías diarias que tengas en tu dieta y no por el tiempo prolongado que inviertas haciendo cardio.

Adelgazar se logra cuando creas un programa **balanceado** que pueda actuar y crear reacciones positivas en tu sistema endocrino y que active tu índice metabólico al máximo posible. En otras palabras, todas tus hormonas deben estar trabajando a tu favor para ayudarte a adelgazar, ya que cuando no trabajan en equipo te abultas, te inflamas y viene el sobrepeso.

Ya no tienes que estar largas horas haciendo ejercicios porque la realidad es que no vas a quemar más grasa. Lo mejor es hacer versiones cortas de cardio, combinadas con ejercicios de fuerza en intervalos basados en la aptitud física de cada cual para adelgazar la grasa indeseada. Recuerda, busca tu **bio individualidad**.

A veces las personas quedan atrapadas en unos modelos particulares de ejercitarse. Cuando vemos resultados en otros, queremos apropiarnos de ellos y repetimos las rutinas sin saber exactamente qué nos puede convenir, según nuestro cuerpo, y es importante aclarar que la alimentación diaria juega el papel más importante cuando se trata de buscar el estado óptimo de salud y lograr adelgazar saludablemente.

Sin embargo, escucho muchas personas decir: *"Es que no me gustan las ensaladas o no me gusta el pescado como también de que no desean ser vegetarianos".*

No hay una regla específica que te diga lo que debes hacer específicamente y al detalle lo que otros les han funcionado. Lo mismo ocurre con los entrenamientos físicos, no hay una regla que diga que para adelgazar tienes que hacer solamente zumba, jogging, correr bicicleta o estar una hora de aeróbicos brincando como loco.

Tampoco es estar en el gimnasio levantando pesas por horas, a menos que tu meta sea ser fisicoculturista. Yo he tenido clientes que han bajado 12 y 15 libras con 20 minutos de ejercicios cardio tres veces en semana.

Me impresiona como la gente crea sus paradigmas mentales y se enfocan en que perder grasa es hacer cosas que detestan. Yo reconozco que hay sacrificios que tenemos que hacer por un tiempo para lograr maximizar los resultados que queremos, eso es así en todo lo que nos propongamos en la vida, pero por Dios, si lo que quieres es solo nadar, correr bicicletas, dar una buena caminata de una hora por el parque porque eso es lo que te hace feliz, pues, **¡hazlo!**. Estás moviéndote y créeme que tu cuerpo te remunerará por pensar en él.

**El secreto está en encontrar un balance entre las actividades y las comidas que te gusten y que te ayuden a alcanzar tus metas físicas sin que te sientas miserable en el proceso.**

La técnica número uno que yo utilizo para lograr mis metas es enfocarme en lo que quiero. No puedo esperar a que me llegue la motivación porque me quedaría en la esquina esperándola, pero la busco aunque sea por debajo de las piedras. No dejo que sea la motivación la que me busque a mí y eso se hace cambiando los hábitos malos por unos que te favorezcan, ya que busco qué me gusta hacer y lo combino con la nueva actividad física que voy a realizar.

Recuerda que adelgazar y estar en forma no significa que tienes que enfocarte todo el día como si fuese lo único importante. La vida hay que gozarla. Si prefieres hacer ejercicios en tu casa porque te es más cómodo, hazlo. Hay personas que no les gusta ir al gimnasio.

Si por el contrario, te gusta ir al parque porque ver a otros ejercitándose al aire libre te inspira, además de los beneficios de respirar aire puro que te oxigene mientras haces tus rutinas de ejercicio, pues ve y visita un parque, es fenomenal.

En cuanto a las comidas, si te gustan más los vegetales salteados con aceite de oliva y especias que las ensaladas, hazlas. A lo mejor te gusta la carne y las pizzas. Todo esto puedes comértelo, siempre y cuando cuides la porción y los ingredientes que intercambies.

A lo que te quiero llevar es que tienes que disfrutar tu momento, tus ejercicios y tus comidas. Lo que vas a cambiar es el método en que realizas las cosas para que se puedan alinear con tu meta de adelgazar.

Claro, la lógica te dice que si quieres bajar grasa de tu cuerpo, pues, tienes que bajar la ingesta de grasa, y no hay que tener una maestría para entender que debes bajar la ingesta de lo que tienes demás en el cuerpo.

La técnica número dos que utilizo es encontrar gozo en lo que hago. Si te gusta escuchar la música Hip Hop, merengue o salsa, tal vez hasta el heavy metal, utilízala para que aporte alegría en el momento que decidas cocinar o hacer ejercicios.

Algo que también entretiene y da mucha diversión es el sentido de equipo. Para mantenerte en tu meta consigue dos o tres amistades con las que puedas comenzar a realizar un reto o un grupo de ejercicios donde se reúnan tres veces en semana. Esto le da a la gente un sentido de logro convirtiendo sus rutinas como en un juego.

*Si necesitas ayuda en esto, escríbeme a bereyflori@gmail.com te puedo guiar para que construyas tu propio equipo. He diseñado varias rutinas para grupos con muy buen resultado. Puedo ayudarte en eso.*

Otra forma es utilizar un health coach online que te guíe y te lleve en forma variada tus rutinas. El coaching online trabaja contigo a diario para mantenerte motivado y que no te salgas de la ruta de tu meta. Es un arma secreta para lograr cualquier objetivo de entrenamiento y es algo muy innovador porque puede trabajar perfectamente para las personas que no tienen tiempo como las mamás.

¿Has pensado por qué una persona que va a hacer un maratón, un triatlón o inclusive un deportista, se esfuerzan hasta sus máximos límites? ¿Sabes por qué? Porque tienen que rendir cuentas luego de sus esfuerzos ya sea en el maratón o en el deporte que realicen.

Cuando queremos adelgazar o tonificar nuestros cuerpos lo hacemos por nosotros mismos y muchas veces por eso fracasamos. Nos decimos: *"Es que llegaba muy tarde"* o *"Es que los niños no me dejaban"*. Que tal esta: *"Es que como no bajé la primera semana me quité"*. ¿Cuánto tiempo te tomó engordar o desarrollar esas dolencias? Por Dios, ten la misma paciencia con tu cuerpo para que arregle los daños ocasionados.

## ¡Excusas!

La realidad es que no tenemos alguien que nos guíe y nos rinda cuentas de lo que hacemos o dejamos de hacer. Es aquí donde te puedo ofrecer un coaching online que te ayude a desarrollar tu fuerza de voluntad por el tiempo que necesites para aprender a crear el hábito del ejercicio y de la buena nutrición.

Somos seres de hábitos, nuestros padres nos enseñaron desde pequeños a tener rituales de cómo lavarnos la boca, vestirnos, peinarnos, horas de comer, etc.

*¿Qué te hace pensar que no lo necesitamos también ahora de adultos? En eso te puedo ayudar. Escríbeme un email a: bereyflori@gmail.com, para trabajar juntos un programa online de ejercicios y nutrición.*

Ahora, si eres una persona con una excelente fuerza de voluntad o entiendes que puedes hacerlo independiente, sólo te digo que te suscribas a mi _blog_ para que estés pendiente a las ideas que puedo brindarte.

Mientras tanto, tienes que bregar con tu medio ambiente para que sea lo más propicio en lograr tus metas físicas. Por ejemplo:

- Elimina toda la comida chatarra que tengas en la cocina para evitar tentaciones
- Cuando hagas ejercicios procura tener tu ropa lista al lado de tu cama (si es por la mañana) o encima de la cama cuando llegues de trabajar.
- No visites restaurantes que sabes que la comida no te va a ayudar en tu programa o si tienes que hacerlo, toma dos vasos de agua antes de entrar.
- Toma un vaso de agua antes de comer.
- Comparte tu meta con gente que te apoye y no con los criticones.
- Lee aunque sea una página al día sobre algún libro de motivación
- Comparte tiempo con personas que estar saludables es importante para ellos. Si hacen ejercicios, mejor.
- Coloca citas inspiracionales en tu cuarto o en el baño.
- Visualiza a diario tu meta realizada y siente felicidad porque creaste autoridad en tu vida.

Te tengo que advertir que siempre habrá alguna mala influencia en el ambiente y tienes que ser persistente de alejarte o enfrentarla con tu fuerza de voluntad. Yo he logrado una forma en mi mente para mantenerme firme en la meta que me trazo en ese momento.

Mi técnica es a través de hacerme mentalmente una pregunta clave: *¿Esta persona me ayuda en mi meta o me resta?* De la misma forma hago la pregunta si es con una comida, un lugar o una acción que dejo de hacer como preferir ver televisión antes que ponerme los tenis e ir a hacer ejercicios.

Esto me recuerda que tenemos la libertad de elegir en todo momento. Somos libres pero son nuestras mentes las que se encarcelan a los malos hábitos o a los grupos de personas inadecuados. Ahí sí que te digo, ponte los tenis y *sal corriendo de ellos.*

Si sigues estos consejos podrás tener parte del éxito que te propongas para adelgazar o lograr el cuerpo que deseas. La otra parte le corresponde a tu fuerza de voluntad. Pero recuerda, no hay nada mágico. Esto es un proceso y tienes que gozártelo de principio a fin. Al final de todo, es la historia de tu vida y sólo tú eres quien elige cómo quieres vivirla.

> "Sólo espero que sea con una buena nutrición
> y buenos hábitos de ejercicios"

# Otros Libros

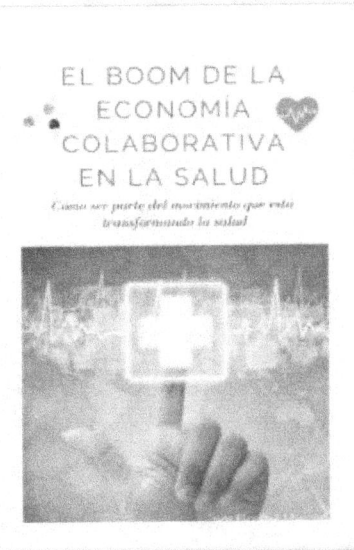

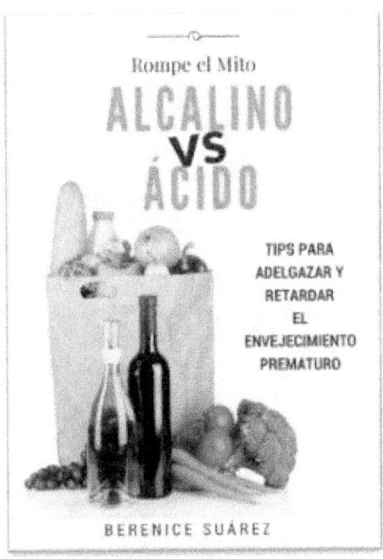

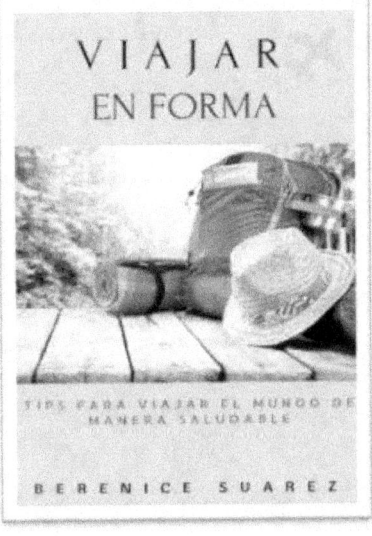

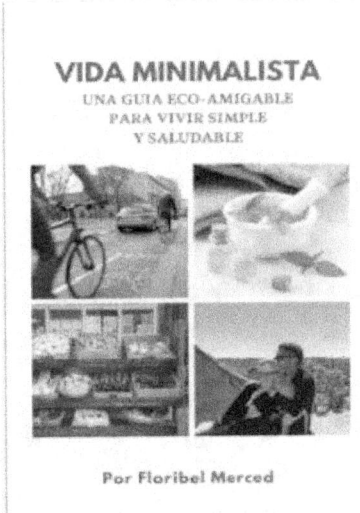

*¡Haz clic aquí o al libro para leer más!*

# ¿Me puedes ayudar?

Si te ha gustado mi libro y te ha sido de ayuda, ¿Podrías tomarte tres minutos y enviarnos un comentario sencillo sobre este libro a nuestro email: bereyflori@gmail.com? ¡Espero que sea uno bueno! En serio, solo quiero tu sinceridad.

Esto es un gran favor para mi. Con tu respuesta me ayudas a mejorar los contenidos y tutoriales par un futuro.

Si además, quieres aparecer en la página de venta del libro, adjunta en tu email una imagen tuya y confírmanos que tenemos permiso para publicar tu testimonio.

Colocaremos tus comentarios en la página y si tienes un blog o fan page, enlazaré tu web (no olvides enviarme el link) para enviarte algo de tráfico. Esto te ayudará también a llevarte algunas visitas extras de los que deseen visitarte. **Es nuestra forma de crear comunidad y agradecer tu compra.**

Para que el testimonio sea realmente útil céntrate en dar datos objetivos y muy concretos: lo que aprendiste, lo que vas a hacer ahora y a quién le recomendarías este libro. Por favor, sé 100% sincero.

Envía tu información a bereyflori@gmail.com

Nuevamente, ¡Mil gracias!

*Berenice Suárez*

# Referencias

Actividad física y riesgo de cáncer. (2013, September 1). Recuperado de http://www.cancer.net/es/desplazarse-por-atención-del-cáncer/prevención-y-vida-saludable/actividad-física/actividad-física-y-riesgo-de-cáncer

Ascherio A, Willett WC. Health effects of trans fatty acids. Am J Clin Nutr. 1997;66(4 Suppl):1006S-1010S.

Clark, M. (2014). NASM essentials of personal fitness training (Fourth ed.). Burlington, MA: Jones & Bartlett Learning.

Dansinger ML, Gleason JA, Griffith JL, Selker HP, Shaefer EJ. Comparison of Atkins, Ornish, Weight Watchers, and Zone diets for weight loss and heart disease risk reduction: a randomized trial, JAMA. 2005;293(1):43-
Essentials and Sports Nutrition and Supplementation. Totowa, NJ: Humana Press; 2008:282.

Exercising to relax. (2011, February 1). Recuperado de http://www.health.harvard.edu/staying-healthy/exercising-to-relax

Foster D. Wyatt HR. Hill JO, et al. A randomized trial of a low carbohydrate diet for obesity. N Engl J Med. 2003;348(21) 2082-2090

Frank M. Sacks, M.D., George A. Bray, M.D., et al. Comparison of Weight-Loss Diets with different Compositions of Fat, Protein, and Carbohydrates. N Engl J Med 2009; 360-859-873 February 26,2009

Haff GG, Whitley A. Lowcarbohydrate diets and high intensity anaerobic exercise. Strength Cond. 2002;24(4):42-53.

Haga ejercicio para tener huesos sanos. (2012). Recuperado de http://www.niams.nih.gov/health_info/bone/espanol/Salud_hueso/bone_exercise_espanol.asp

Lichtenstein AH, Kennedy E, Barrier P, et al. Dietary fat consumption and health. Nutr Rev. 1998; 56(5 pt 2): S3-S19.

Masdeu Brufal, J. (n.d.). Cómo Combinar los Alimentos para tener Buena Salud. Recuperado mayo 18, 2016, de http://www.naturopatamasdeu.com/como-combinar-los-alimentos-para-tener-buena-salud/

(S.A.) American College of Sports Medicine position stand. The recommended quantity and quality of exercise for developing and maintaining cardiorespiratory and muscular fitness in healthy adults. *Med Sci Sports Exerc. 1990;22:265-274.*

Soto, J. (2014, December 7). El ejercicio libera más de 50 hormonas en el cuerpo y ayuda a ser más feliz. Recuperado de http://www.crhoy.com/elejercicio-libera-mas-de-50-hormonas-en-el-cuerpo-y-ayuda-a-ser-mas-feliz/

Tumminello, N. (2014). *Strength training for fat loss*. (1rst ed.). United States: Human Kinetics.Webster's Ninth New Collegiate Dictionary, *Springfield, MA: Merriam-Webster Inc; 1991*